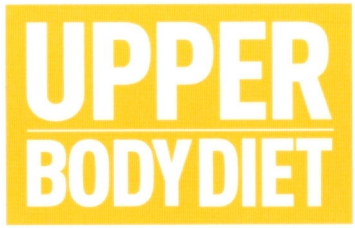

VIP 퍼스널 트레이너의
고품격 다이어트

어깨 / 등 / 팔뚝 / 복부

UPPER
BODY DIET

상체를 부탁해

김민선, 박진향 지음

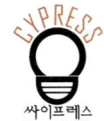

CYPRESS
싸이프레스
Creative and joyful PRESS

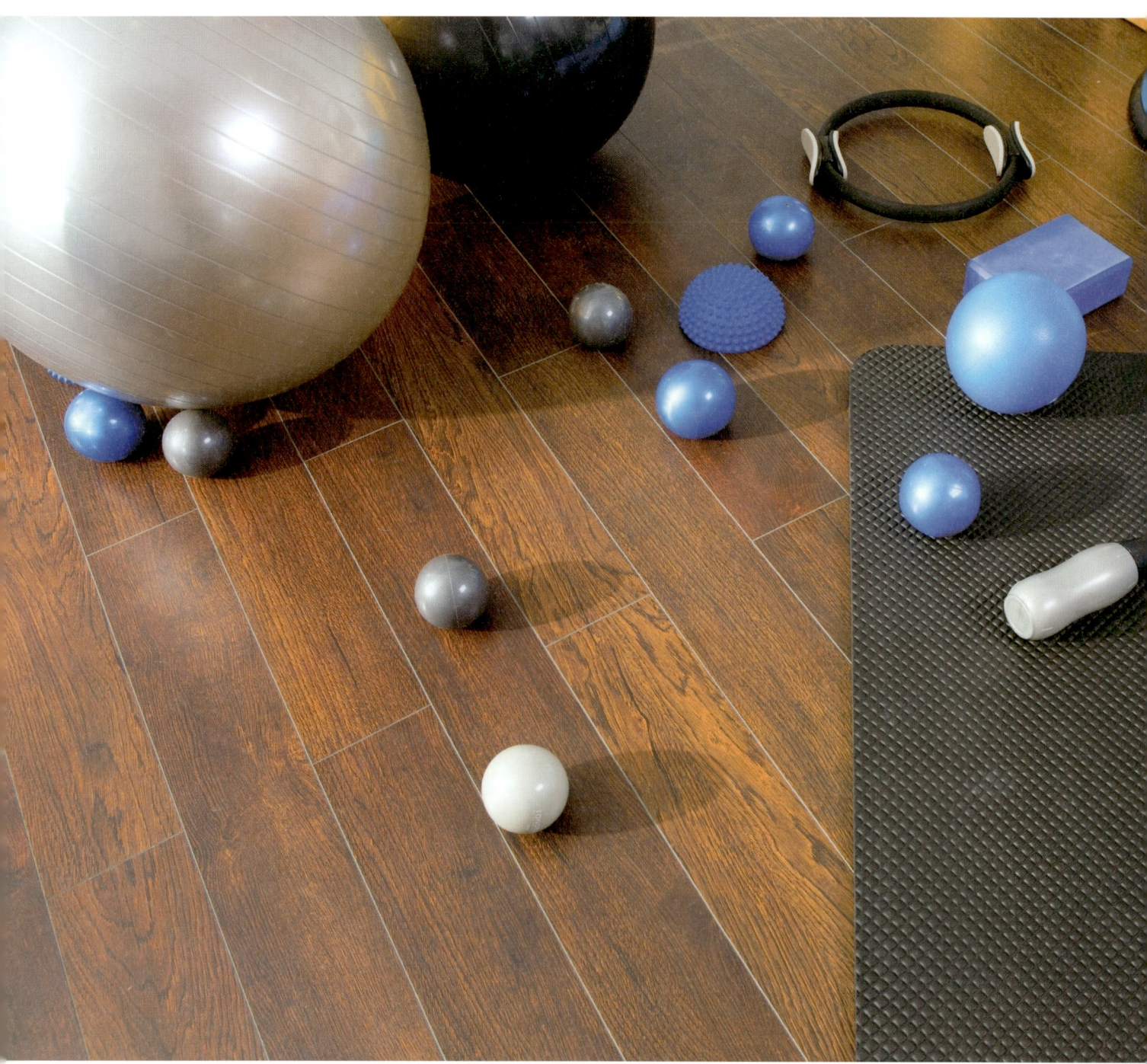

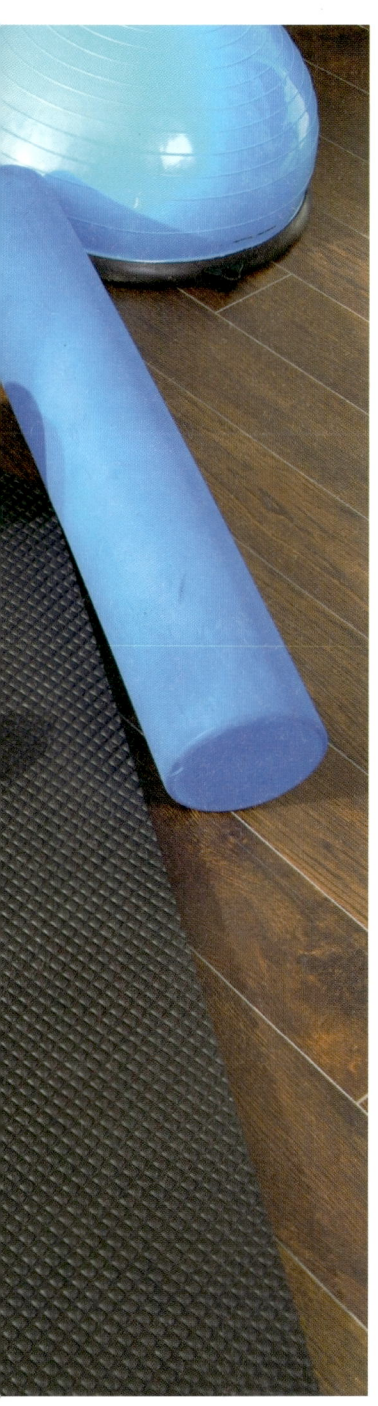

좀 더 쉽고 재미있게 접근해볼 수 있는
상체 운동을 제시합니다.

봄이 되면 괜스레 마음이 다급해집니다. "아, 이번 여름엔 나도 민소매나 원피스를 입어보고 싶다."며 많은 분들이 운동을 시작하게 되지요. 동기야 어떻든 운동을 통해 변화를 얻고자 한 다는 건 모두의 공통 사항입니다. 다들 운동을 통해 좀 더 멋진 외모와 자신감을 갖길 희망하 며 부푼 가슴을 안고 시작합니다. 그런데 운동을 하다 보니 생각보다 힘들고 상상했던 만큼 살이 쭉쭉 빠지지 않는 현실을 마주하게 됩니다. 그 과정에서 실망도 하고 현실과 타협도 하 게 되고요. 그렇게 시간이 지나 여름을 보내고 가을이 오면 우리 몸의 군살들은 다시 두꺼운 코트 속으로 숨게 되고, 우린 다시 내년 봄을 기약합니다. 다들 익숙한 패턴이죠?

이런 악순환의 패턴을 끊어 버리고자 이 책에서는 좀 더 쉽고 재미있게 접근해볼 수 있는 상 체 운동을 제시하고 조합해 보았습니다. 이 책에서 말하는 상체에는 가슴과 어깨, 팔 앞/뒤 라 인, 등, 허리 및 옆구리가 포함됩니다. 또 이 책에는 내 몸을 바로 알고 나서 거기에 맞는 운동 의 접근법과 내 몸에 맞는 동작의 변형들이 수록되어 있기 때문에 스스로 운동을 해보며 자극 들을 느끼는 데 도움이 될 것입니다. 가슴 운동을 통해 자신감 있게 펼쳐진 쇄골 라인을 갖게 될 것이고, 등과 어깨 운동을 통해 귀와 어깨가 멀어지게 되면 한층 우아하고 여성스러운 목 과 어깨 라인을 가질 수 있게 됩니다. 이렇게 내 몸의 상태를 체크하고 그에 맞는 운동 방법과 변형 동작들을 천천히 따라 해가며 내 몸을 움직이고 근육을 사용하는 방법을 배운다 생각하 면 됩니다. 물론 이 책에 나온 운동들을 하루 만에 전부 다 따라 할 수는 없겠죠. 여러분의 체 력과 몸 상태에 따라 매일 15분에서 30분 정도 진행하다 보면 내 몸에 대한 이해도가 높아지 고, 근육의 변화를 느낄 수 있을 것입니다.

쉽게 얻은 것은 쉽게 잃게 된다는 건 운동에서도 적용됩니다. 적정 체중과 건강은 일시적인 방법으론 유지하기 힘듭니다. 내 몸을 바로 알고 그에 맞는 재미있는 운동법을 통해 운동의 습관화를 완성하고, 건강한 식습관을 형성한다면 여러분은 어느새 멋진 쇄골 라인과 탄력 있 는 어깨·팔·허리 라인을 뽐내며 여름을 맞이 할 수 있을 것입니다.

한남동 레브 트레이닝에서
김민선, 박진향

CONTENTS

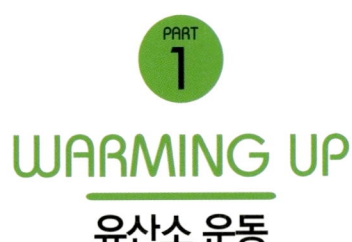

PART 1

WARMING UP
유산소 운동

PART 2

UPPER TRAINING
상체 운동

PART 3

COOL DOWN
스트레칭

UPPER BODY 15 MIN PROGRAM

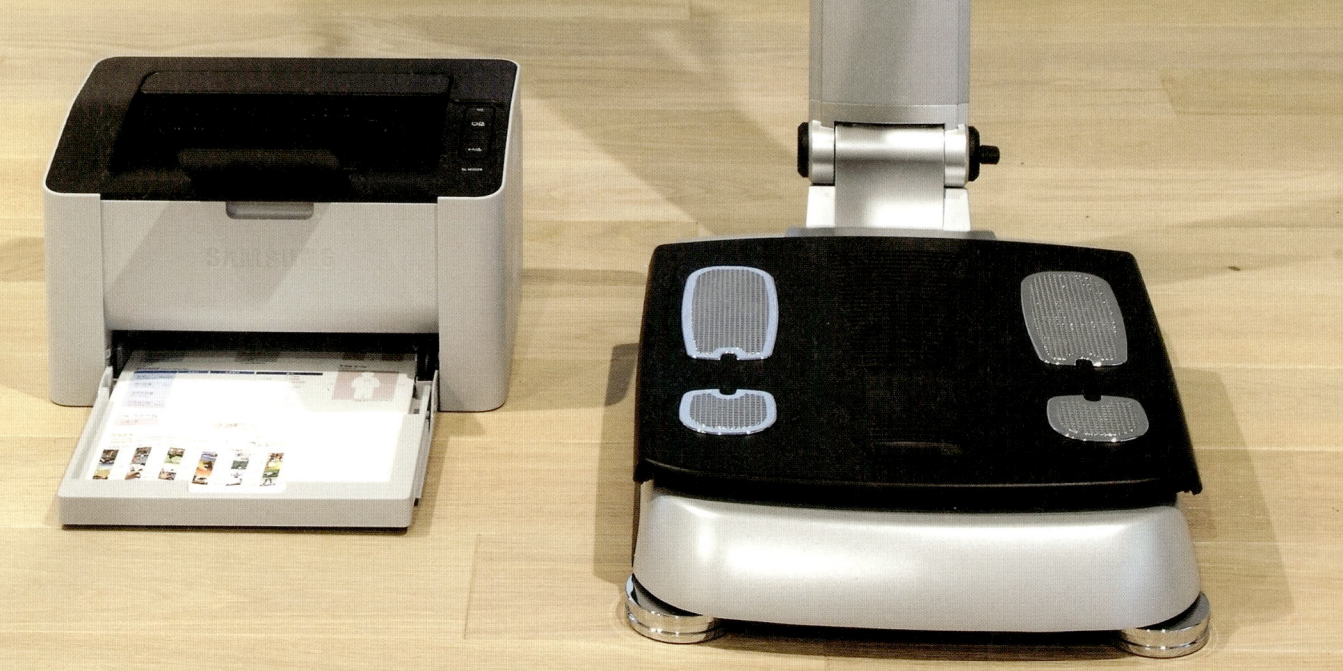

BETTER AT EVRYTHING

운동 전, 시행착오를 줄이기 위한 필수 점검

내 몸 바로 알기

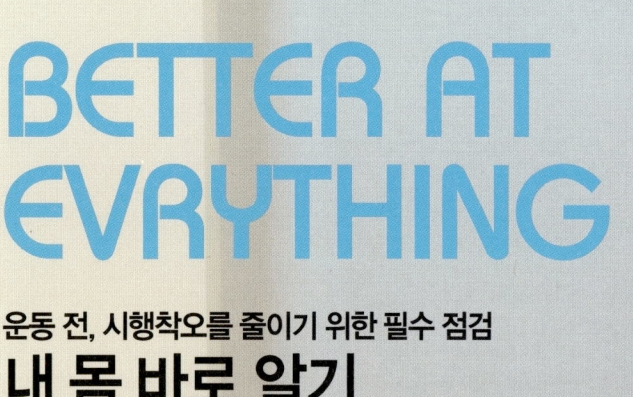

그간 책이나 영상 등을 통해 운동을 접해온 분들의 가장 큰 실수는 운동 중 몸에 통증이 느껴지는 것을 운동이 되고 있다고 착각하는 것입니다. 남들이 하는 스쿼트, 런지 등을 똑같이 따라 하더라도 누군가는 무릎이나 허리, 발목 등에 무리가 올 수 있습니다. 그 결과 운동을 오래 지속하지 못하고 중도 포기하기도 하죠. 그러나 이를 운동 방법이 잘못되었다거나 내 몸에 맞지 않는 운동이라고 생각하기보다는 '나는 운동 체질이 아니야.'라고 판단한 채 운동과 점점 멀어지곤 합니다.

하지만 이건 자신의 몸이 어느 정도 수준의 운동 범위를 수용할 수 있는지 모르기 때문에 오는 시행착오들입니다. 똑바로 선 뒤 다리를 굽히지 않은 채 상체를 앞으로 숙여 보세요. 누군가는 손바닥이 바닥에 쉽게 닿기도 하고, 누군가는 손끝 조차 닿지 못해 버둥거릴 것입니다. 이처럼 같은 동작을 하더라도 내가 소화할 수 있는 유연성, 근력 등에 따라 운동 범위에 차이가 나는 것은 당연합니다. 그러니 운동의 효과를 제대로 보려면 무조건 남의 동작, 기존에 유행하는 운동 동작을 따라만 할 것이 아니라 내 몸에 맞게 융통성 있게 수정해서 실행하는 것이 좋습니다. 그렇게 되려면 우선 내 몸의 현재 상태를 아는 것이 중요하겠지요. 대부분 사람들의 몸은 좌우균형이 맞지 않는 경우가 많습니다. 습관적으로 한쪽 어깨로만 가방을 맨다거나, 틀어진 자세로 앉아 있거나, 한쪽으로만 다리를 꼬는 등 잘못된 생활습관들로 인해 비롯된 것이지요.

지금부터 소개하는 내용은 이 책에 소개될 운동 동작을 시작하기 전, 발생하기 쉬운 시행착오를 줄이기 위한 팁입니다. 즉, 내 몸 상태를 스스로 체크해 보는 방법에 관한 이야기입니다.

CHECK 1 내 몸 상태를 확인해 봅니다
관절의 움직임 범위
내 몸에 있는 관절의 움직임 범위가 어느 정도인지 알 수 있는 가장 쉬운 방법은 스트레칭입니다. 앞뒤좌우로 스트레칭을 진행하다 보면 어딘가 불편하고 당기는 곳이 분명 있습니다. 편안한 호흡으로 동작을 진행하며 내 몸의 균형을 체크해 봅니다.

CHECK 2 몸의 균형을 찾기 위한 준비 운동을 실행합니다
근육의 활성화
무릎 수직으로 올려 제자리 걷기로 시작해 가벼운 점핑, 몸통을 틀며 뛰는 동작들을 실시해 몸을 따뜻하게 만듭니다. 다음, 골반과 무릎, 발목의 유연성을 위한 스쿼트나 런지 동작을 천천히 진행하면서 관절이 부드럽게 움직여지는지 느껴봅니다. 양팔을 머리 위로 뻗고 내리는 동작으로 날개뼈의 움직임도 느껴 보고, 좌우로 움직여 갈비뼈 사이와 허리 주변도 편안하게 늘여 몸의 균형을 서서히 맞춰갑니다.

CHECK 3 마지막으로 거울을 보며 내 몸을 체크합니다
몸의 앞뒤좌우 균형
거울에 비친 내 모습을 통해 어깨의 좌우 높이를 확인해 보세요. 등 뒤 날개뼈 사이의 긴장을 유지하며 천천히 가슴을 펴주면 차츰 호흡이 편안해집니다. 힘들겠지만 이 자세를 유지해 보세요. 바른 자세가 유지되니 키가 더 커 보일 수도 있겠죠. 어깨와 양쪽 귀의 간격을 최대한 멀리 떨어뜨린다는 기분으로 날개뼈를 뒤쪽 아래로 당긴 뒤 좌우 어깨 높이를 다시 한 번 확인합니다. 더불어 복부와 허리를 평평하게 펴고, 적절한 긴장을 주어 바른 자세가 유지될 수 있도록 집중합니다.

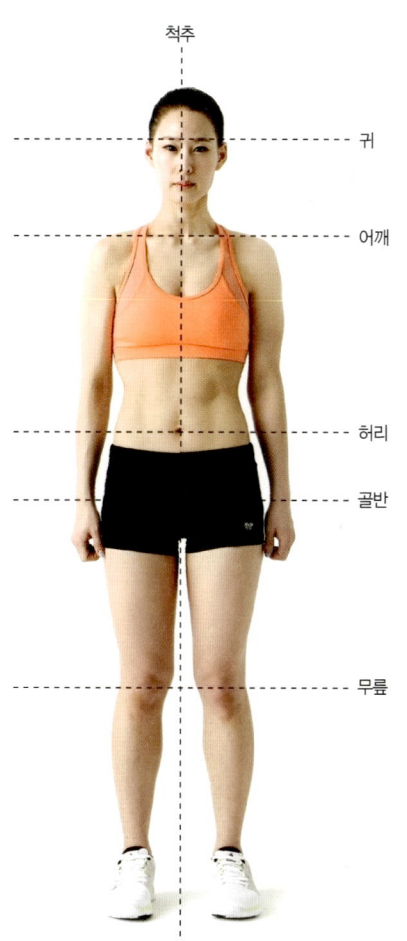

척추
귀
어깨
허리
골반
무릎

자, 이제 어떤 운동이라도 시작할 수 있는 준비가 되었습니다. 지금까지 몸의 연결 부위인 관절과 근육을 어느 정도 움직일 수 있는지 범위를 확인했으니, 이제 통증 없이 바른 자세를 유지할 수 있는 범위 내에서 책의 동작들을 따라 하면 됩니다.

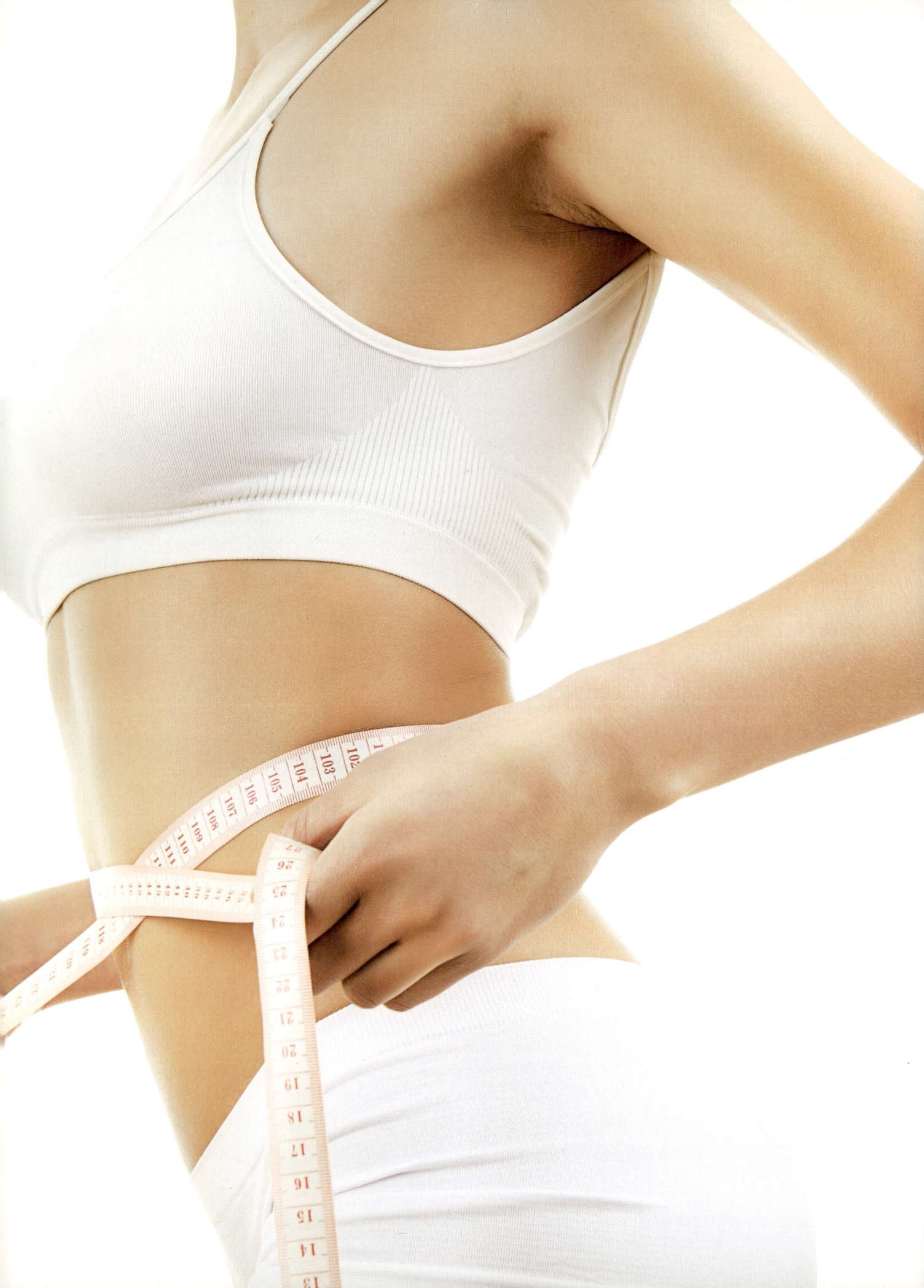

상체 다이어트

운동에 관한 잘못된 편견과 상식을 꼼꼼하게 짚어보자!

Q1 운동이 너무 싫어요. 하지만 살은 빼고 싶어요. 방법이 없을까요?

적게 먹고 최대한 많이 움직이는 방법밖에는 없습니다. 하지만 굶는다는 건 생각보다 어려운 일입니다. 건강에도 적신호가 켜지고, 오래 지속할 수도 없으니 결국 다시 원점으로 돌아오고 말죠. 방법은 생활 속에 운동을 접목시켜 자연스럽게 칼로리를 소모하는 것입니다. 오늘, 동네 산책부터 시작해 보세요. 적절한 식사 조절을 병행하고, 이로 인한 내 몸의 변화를 경험하게 된다면 '아, 조금 걸었을 뿐인데도 몸에 변화가 생기는구나. 그렇다면 다음 산책에선 살짝 뛰어볼까?'하면서 서서히 운동에 대한 관심이 생기겠죠. 운동을 해야 한다는 강박에서 벗어나세요. 천천히 걷고, 뛰고, 움직이는 모든 것들이 운동의 첫걸음입니다.

Q2 황제 다이어트, 덴마크 다이어트 등 유행하는 다이어트 식단이 있잖아요. 이거 효과가 있을까요?

효과는 있습니다. 하지만 식단만으로 얻는 효과는 일시적이죠. 영양의 불균형으로 건강을 해치게 되고, 중단하게 되면 요요현상을 경험하게 될 수도 있습니다. 몸무게가 줄었더라도 수분이 빠지고 탄력이 없어 축 처지고 늘어나게 돼 우리가 원하는 예쁜 몸매와는 거리가 멀어집니다. 건강하고 탄탄한 몸을 갖고 싶다면 고른 영양소가 함유된 3끼의 식사와 적절한 운동이 병행되어야 합니다. 같은 얘기를 반복하는 것 같지만 그만큼 운동이 중요하다는 걸 강조하는 것입니다. 일어나자마자 핸드폰을 체크하고, 출퇴근을 하는 것처럼 운동을 생활 속에 포함해 보세요. 처음 몇 번은 고생스럽겠지만 하다 보면 어느새 운동을 즐기고 있는 자신을 발견하게 될 것입니다. 덧붙이자면 다이어트 식단의 기본은 섭취한 열량보다 더 많이 소비하는 거라는걸 잊지 마세요.

Q3 신체 중 어깨가 특히 발달되어 있습니다. 친구들이 태평양 어깨, 직각 어깨라고 놀릴 정도예요. 티셔츠 한 장만 멋스럽게 걸치고 싶은데 예쁘고 가냘픈 어깨를 위한 운동이 없을까요?

어깨가 발달되었다는 건 선천적으로 쇄골의 길이가 길어 넓어 보이는 어깨이거나, 목 주변 근육의 긴장으로 어깨가 움츠리고 올라간 모습 때문일 수 있습니다. 일단 자신의 어깨에 대해 파악해야 합니다. 무엇보다도 목 주변의 긴장을 풀어줄 간단한 스트레칭 동작과 등과 어깨를 이루고 있는 근육의 균형을 맞춰줄 운동을 병행한다면 아름다운 어깨 라인을 가질 수 있습니다.

Q4 여자 연예인들의 복근, 특히 11자 복근이 너무 예쁜 것 같더라고요. 하지만 지금 제 배는 빵빵 그 자체예요. 어떻게 해야 복근을 만들 수 있나요? 또 기간은 얼마나 걸릴까요?

개개인의 신체 상태와 운동 능력의 차이를 고려해야 하기 때문에 선뜻 대답하기 어려운 질문입니다. 가장 보편적으로 답하자면 일단 섭취 열량을 줄이고(약 1,500kcal 이내), 유산소 운동과 전신 운동, 복부 운동을 병행하는 것이 좋습니다. 개인마다 차이가 있으니 기간은 정하기 어렵습니다. 하지만 식단과 운동이 병행된다면 가까운 시일에 변화는 꼭 나타날 겁니다.

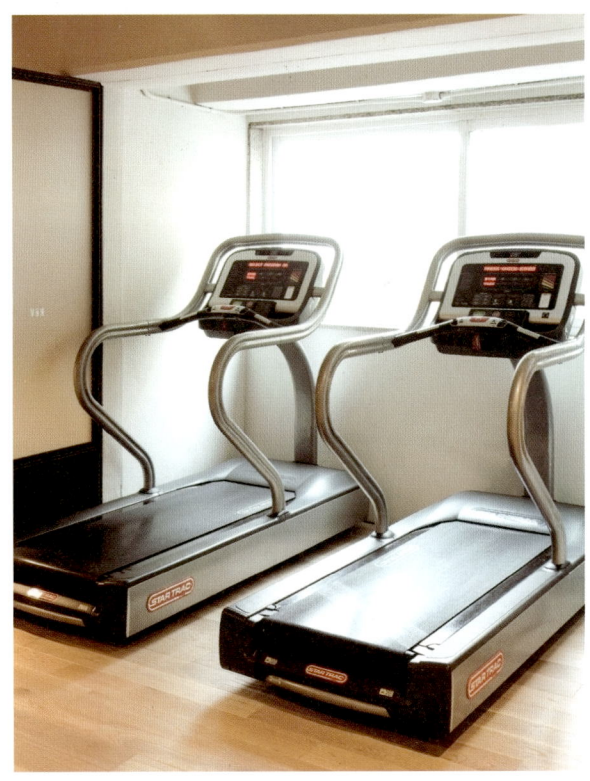

『상체를 부탁해』 100% 활용법

〈상체를 부탁해〉는 총 3파트로 구성됩니다. 순서는 유산소 운동, 상체 본 운동, 스트레칭(+커플 스트레칭)이며,
마지막에는 이 책에 소개된 동작으로 구성된 15분 프로그램이 수록되어 있습니다.

동작 번호
해당 동작의 번호입니다.
프로그램을 짤 때 유용하
게 사용할 수 있습니다.

자극 부위
해당 동작을 통해 자극이 되는 부위
가 어딘지를 설명합니다. 확실한 운
동 효과를 원한다면 표기된 부위에
자극을 제대로 받고 있는지 체크하
며 동작을 진행하세요.

동작 이름
동작의 이름은 되도록 쉽게,
있는 그대로의 동작을 묘사해
적었습니다.

QR 코드
사진과 글로도 부족하다면 영상
을 참고하세요. 각 동작마다 영상
을 첨부해 보다 쉽게 따라 해볼 수
있도록 했습니다.

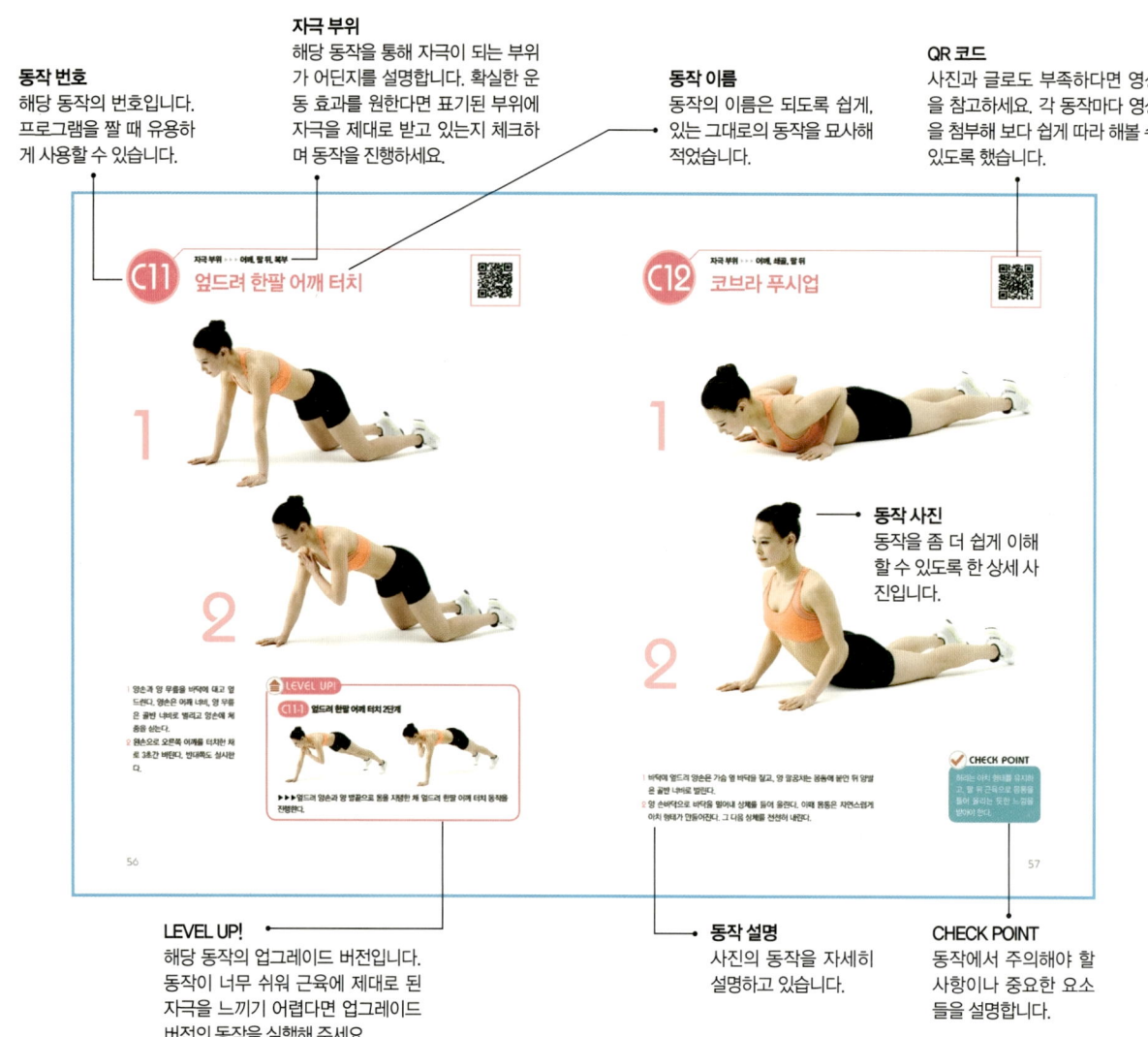

동작 사진
동작을 좀 더 쉽게 이해
할 수 있도록 한 상세 사
진입니다.

LEVEL UP!
해당 동작의 업그레이드 버전입니다.
동작이 너무 쉬워 근육에 제대로 된
자극을 느끼기 어렵다면 업그레이드
버전의 동작을 실행해 주세요.

동작 설명
사진의 동작을 자세히
설명하고 있습니다.

CHECK POINT
동작에서 주의해야 할
사항이나 중요한 요소
들을 설명합니다.

HOW TO USE THIS BOOK?

① 횟수에 연연하지 말 것!

각 동작 별로 실행해야 할 동작의 개수와 세트수를 과감히 뺐습니다. 개수를 채우기보다는 일단 하나하나의 동작을 확실하게 익히고, 정해진 시간 안에 폭발적인 힘을 내서 해당되는 근육을 사용하는 것이 가장 중요합니다. 동작을 익힌다는 건 이 동작을 함으로써 내 몸 어느 근육에 힘이 들어가고 자극이 전해지는지를 확실히 깨닫는 것을 말합니다.

각 동작들은 파트 별로 주어진 시간이 있어요. 각 동작을 수행하는 시간은 유산소 운동 각 30초씩, 상체 본 운동 각 1분~1분 30초씩, 스트레칭은 무제한입니다. 각 시간 내에 해당 동작을 미친 듯이 실행하면 됩니다. 그렇다고 시간에 연연하지는 마세요. 처음에는 1분, 다음에는 2분... 이렇게 조금씩 동작에 익숙해지고 몸이 풀린다면 시간은 점차 늘려갈 수 있을 것입니다. 이런 식으로 내 체력이 얼마나 좋아졌는지 느껴볼 수도 있겠죠?

② 지루할 틈이 없다!

〈상체를 부탁해〉에서는 여러분이 어디서도 볼 수 없었던 신선한 변형 동작들을 만날 수 있습니다. 기존에 존재하는 운동 동작에서 좀 더 근육을 많이 사용할 수 있고 칼로리를 많이 소비할 수 있는 동작으로 변형한 것입니다. 어디서나 볼 수 있는 동작이 아니므로 더 재미있고 지루하지 않게 따라 할 수 있지요. 예를 들면 같은 스쿼트 동작이라도 움직임의 범위나 템포를 조절함으로써 매번 다른 근육을 사용할 수 있게 되니 다이어트 효과도 극대화될 것입니다.

③ 셀프 다이어트 프로그램을 만들자!

책 말미에는 15분 프로그램이 수록되어 있습니다. 책에 수록된 동작들 중 가장 효율적인 자세들을 연결하고 다양한 근육을 자극시킬 수 있는 동작들을 뽑아 엮은 것이지요. 이 프로그램 속 동작들을 먼저 익힌 뒤 프로그램만 매일 꾸준하게 실행해도 충분한 운동 효과를 볼 수 있습니다.

이 책의 장점은 또 있습니다! 바로 스스로 프로그램을 만들 수 있다는 것이죠. 수록된 프로그램을 따라 하다 보면 '이 동작은 내게 너무 어렵네.'라거나 '이 동작으로는 내가 빼고 싶은 부위에 자극이 부족해.' 등의 생각이 들 수 있습니다. 이럴 땐 해당 동작을 빼버리고 책 속, 내가 원하는 동작을 집어 넣으세요. 아니면 아예 새롭게 프로그램을 구성할 수도 있습니다. 짜여진 동작, 짜여진 프로그램을 따라 할 때보다 훨씬 더 적극적으로 운동에 임하게 될 거예요.

✅ CHECK POINT

셀프 프로그램 D.I.Y. 구성법
1 유산소 운동 2~3가지로 시작해 몸의 온도를 높인다.
2 본 운동을 넣어 원하는 부위의 근육을 활성화시킨다(서서 하는 동작끼리, 앉아서 하는 동작끼리 이으면 동선이 짧아져 효율적이다.).
3 본 운동 동작 사이에 유산소 운동을 포함시켜 적정 심박수를 유지한다.
4 스트레칭으로 라인을 정돈하고, 몸을 이완시킨다.

PART
1

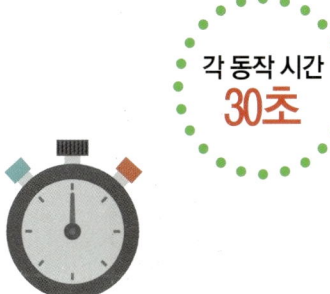

각 동작 시간
30초

WARMING UP

유산소 운동

유산소 운동의 모든 동작은 각 30초 내에서 자신이 할 수 있는 만큼
최선을 다해 실시한다. 본 운동을 실시하기에 앞서 짧은 시간 내에
심박수와 체온을 높이고 다음 단계의 힘든 운동 동작을 무리 없이 소
화시킬 수 있도록 몸을 셋업하는 과정이다.

 **A1** 스텝 터치

1 양발은 골반 너비로 벌리고,
  양손은 가볍게 주먹을 쥐어
  가슴 높이로 든 뒤 바른 자세
  로 선다.

2 오른발을 한발 옆으로 딛고,
  동시에 왼발 끝으로 오른발
  옆의 바닥을 터치한다. 반대
  쪽도 실시한다.

 CHECK POINT

무릎을 살짝 구부리면 허벅지
와 종아리 근육에 힘이 들어가
긴장하게 되는데 이 상태로 동
작을 진행하면 더 효과적이다.

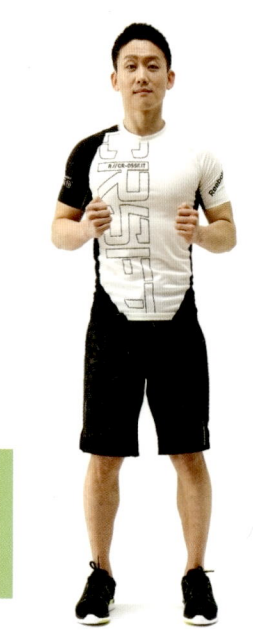 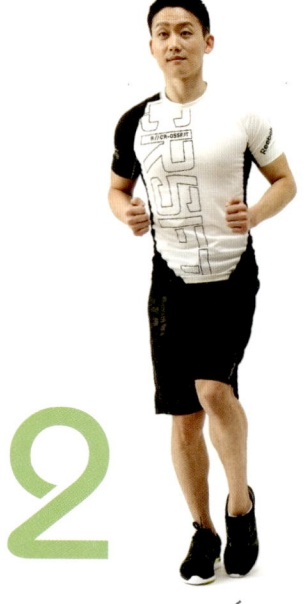 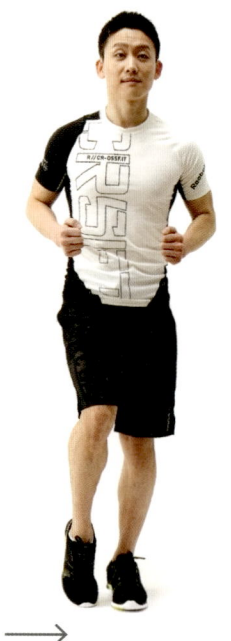

1 2 ← → 3 (left/right arrows)

 **A2** 앞뒤로 걸으며 무릎 올리고,
다리 뒤로 감기

1 양발은 골반 너비로 벌리고, 양
  손은 가볍게 주먹을 쥐어 편안하
  게 내려둔 뒤 바른 자세로 선다.

2 오른발부터 걷기 시작해 4번째
  걸음에 무릎을 허리 높이까지 들
  어 올리며 박수를 친다.

3 뒤로 걸어가 4번째 걸음에 다리
  를 뒤로 감으며 박수를 친다. 반
  대쪽도 실시한다.

 CHECK POINT

보폭은 항상 일정하게 유지하
고, 걷는 동안 무릎은 자연스
럽게 구부린다.

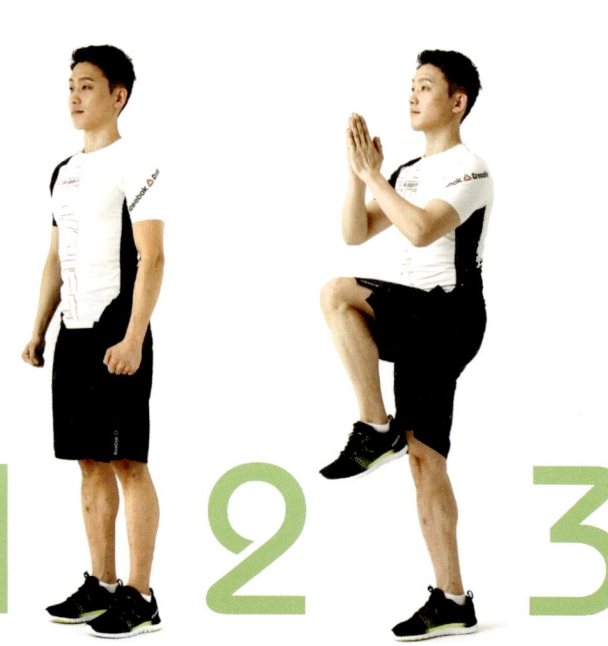 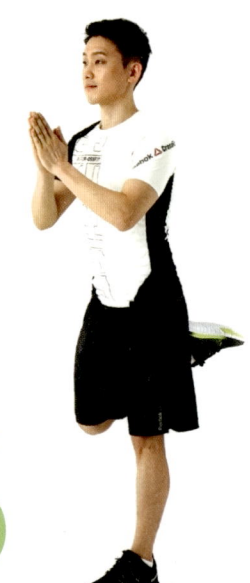

1 2 3

스텝 터치 런지

1 오른발은 앞에, 왼발은 뒤로 뻗은 채 뒤꿈치를 들고 선다. 오른쪽 무릎은 살짝 구부리고, 양손은 가볍게 주먹 쥐어 달리는 자세를 취한다.

2 왼발을 앞으로 가져와 발끝으로 오른발 옆 바닥을 터치한다. 여기까지 빠르게 4번 반복하고 반대쪽 다리로 넘어간다.

 CHECK POINT

런지 동작의 작은 형태라고 생각하자. 동작 내내 허벅지 근육에 힘이 들어가는지 살펴가며 속도를 조절한다. 익숙해지면 터치 횟수를 8개로 증가시키는 등 난이도를 높일 수 있다.

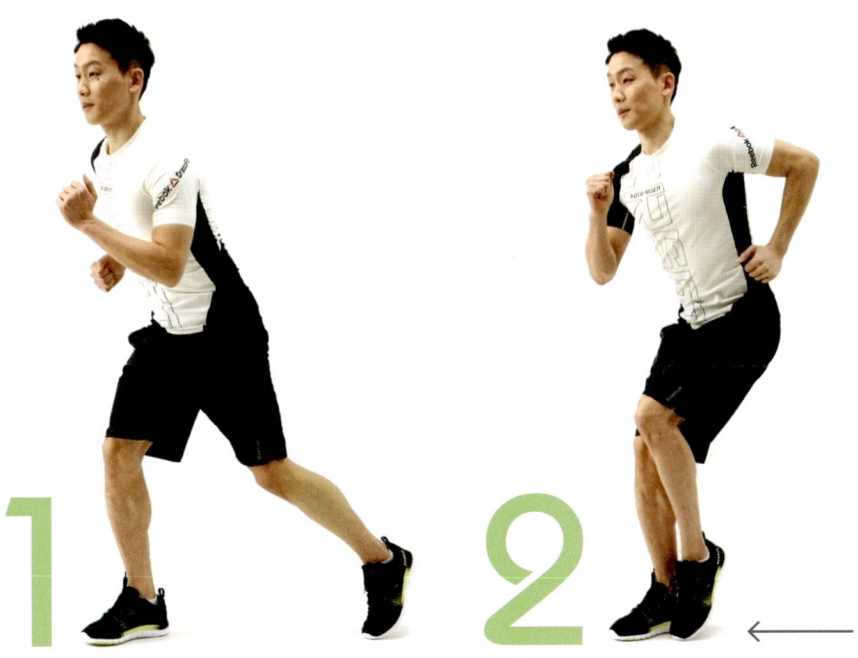

LEVEL UP!

A3-1 무릎 높이 들기

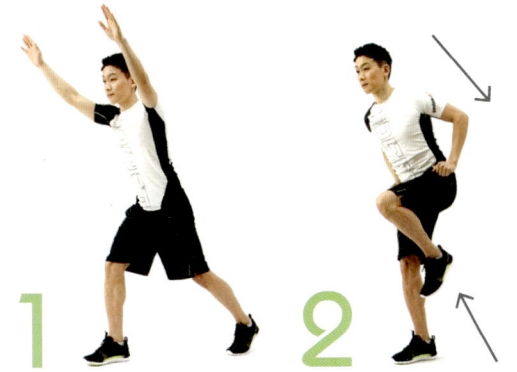

1 시작 자세는 같다. 양손을 위로 뻗는다.
2 왼발을 앞으로 가져오는데 이때 무릎을 높이 들어 올린다. 동시에 손은 아래로 끌어 내린다.

A3-2 점프하며 무릎 높이 들기

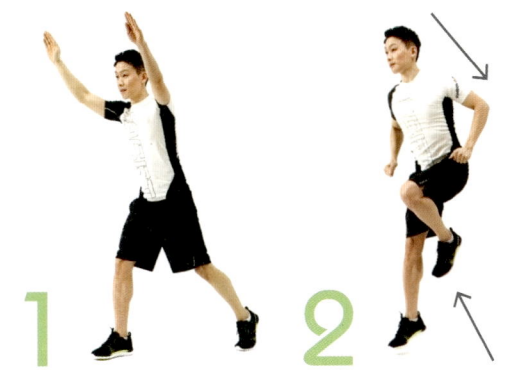

1 시작 자세는 같다. 양손을 위로 뻗는다.
2 왼발을 앞으로 가져오는데 이때 무릎을 높이 들어 올리며, 점프한다. 동시에 손은 아래로 끌어 내린다.

 **좌우로 걸으며 다리 뒤로 감기**

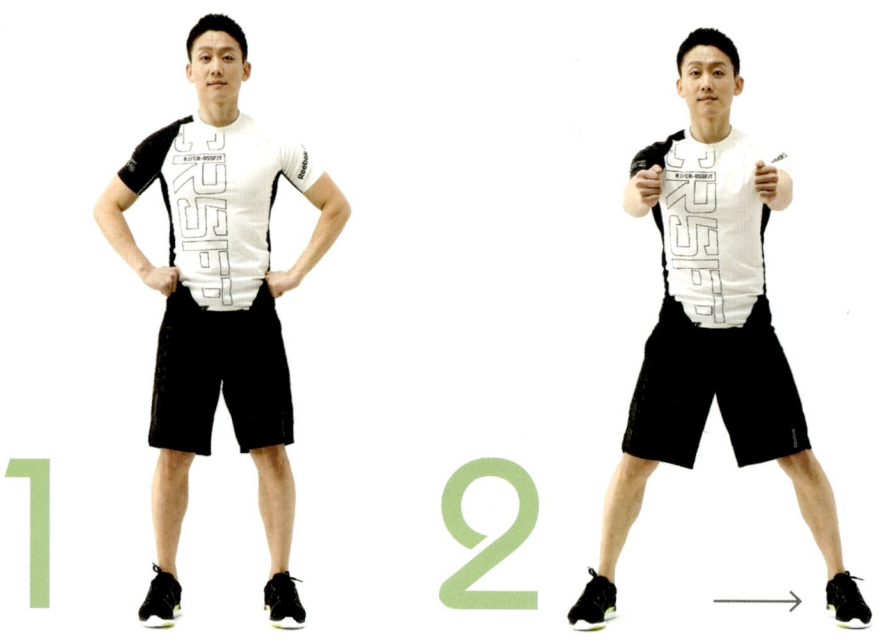

1

2 →

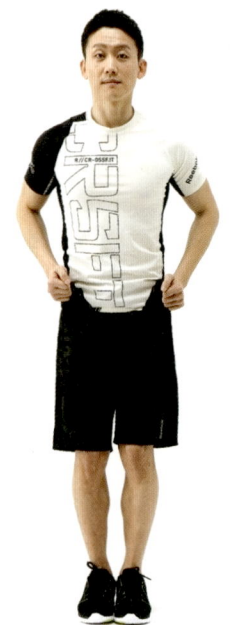

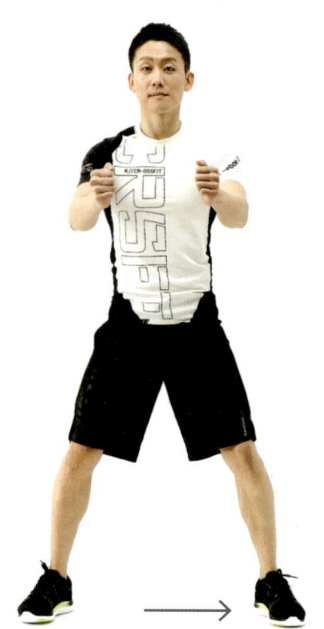 →

3

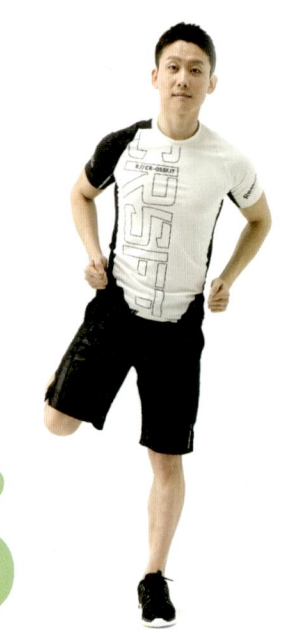

1 양발은 골반 너비로 벌리고, 양손은 가볍게 주먹을 쥐어 허리에 얹은 뒤 바른 자세로 선다.

2 왼쪽으로 두 걸음 이동한다. 발을 옆으로 디딜 때는 양팔을 앞으로 길게 뻗는다.

3 2번째 걸음에 왼발을 뒤로 힘차게 접는다. 반대쪽도 실시한다.

팔·다리 들며 제자리 뛰기

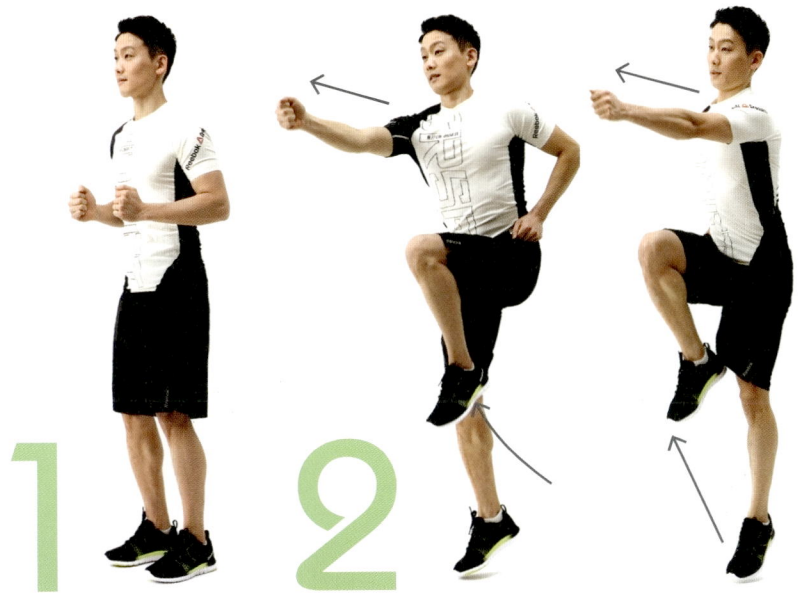

1 양발은 골반 너비로 벌리고, 양손은 가볍게 주먹을 쥐어 가슴 높이로 든 뒤 바른 자세로 선다.

2 왼쪽 무릎을 허리 높이까지 들어 올리고, 동시에 왼팔을 앞으로 쭉 뻗는다. 이 동작을 2번 반복한다. 반대쪽도 실시한다.

✓ **CHECK POINT**

동작 내내 허리는 곧게 편다. 만약 허리가 계속 굽는다면 들어 올린 무릎의 높이를 살짝 낮추자. 착지할 때는 항상 발목이 꺾이지 않도록 주의한다.

다리 뒤로 감아 올리며 뛰기

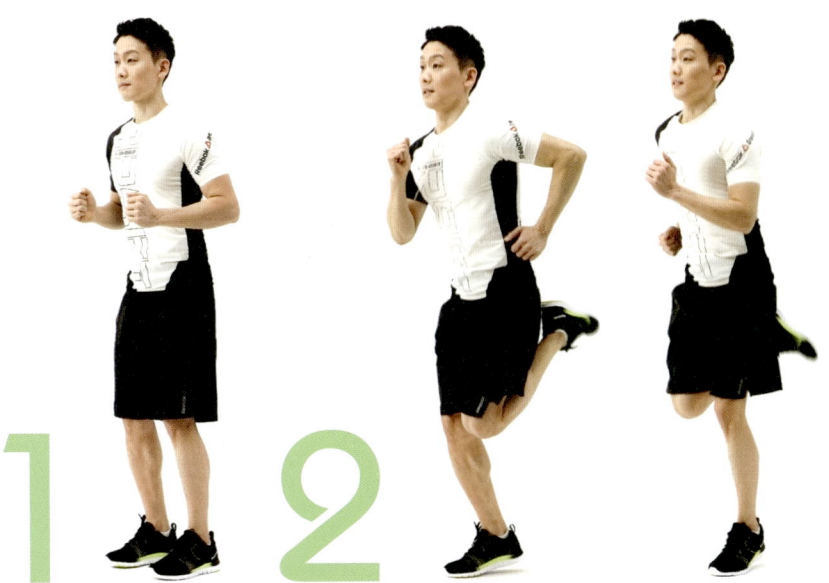

1 양발은 골반 너비로 벌리고, 양손은 가볍게 주먹을 쥐어 가슴 높이로 든 뒤 바른 자세로 선다.

2 제자리에서 뒤꿈치가 엉덩이에 닿을 정도로 힘차게 뛴다. 반대쪽도 실시한다.

✓ **CHECK POINT**

동작 내내 복부에 힘을 줘 몸의 중심이 틀어지지 않게 한다.

 **점핑 잭**

1 양발을 모으고, 양손은 가볍게 주먹을 쥔 상태로 허리에 얹은 뒤 바로 선다.
2 가볍게 점프하며 양발을 골반보다 넓게 벌리고, 동시에 양팔은 X자로 위로 뻗는다.

 CHECK POINT

양팔을 위로 뻗을 때 어깨가 불편하다면 좌우로 펼쳐도 된다.

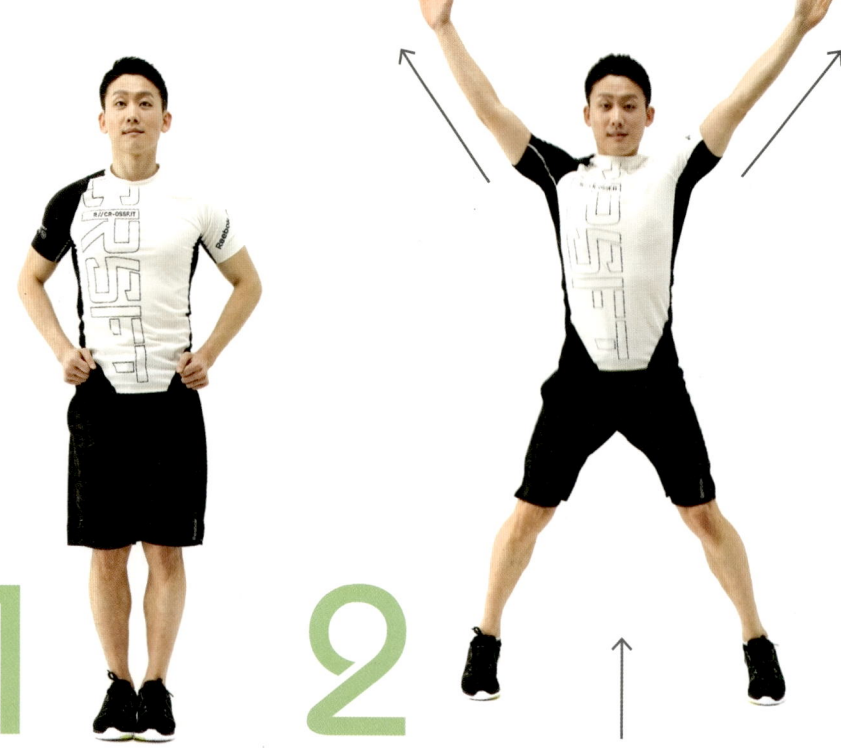

LEVEL UP!

A7-1 점핑 잭+스쿼트

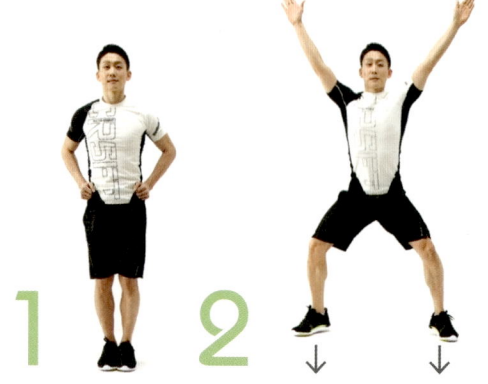

1 시작 자세는 같다.
2 가볍게 점프하며 양발을 골반보다 넓게 벌리고, 착지 시 무릎을 구부려 스쿼트 자세를 취한다. 동시에 양팔은 X자로 위로 뻗는다.

A7-2 점핑 잭+앞뒤로 번갈아 뛰기

1 시작 자세는 같다.
2 점핑 잭을 2번 실시한 뒤 양발을 앞뒤로 번갈아 내밀며 뛴다. 양팔은 점핑 잭과 같이 X자로 위로 뻗는다.

A8 엎드려 가위뛰기

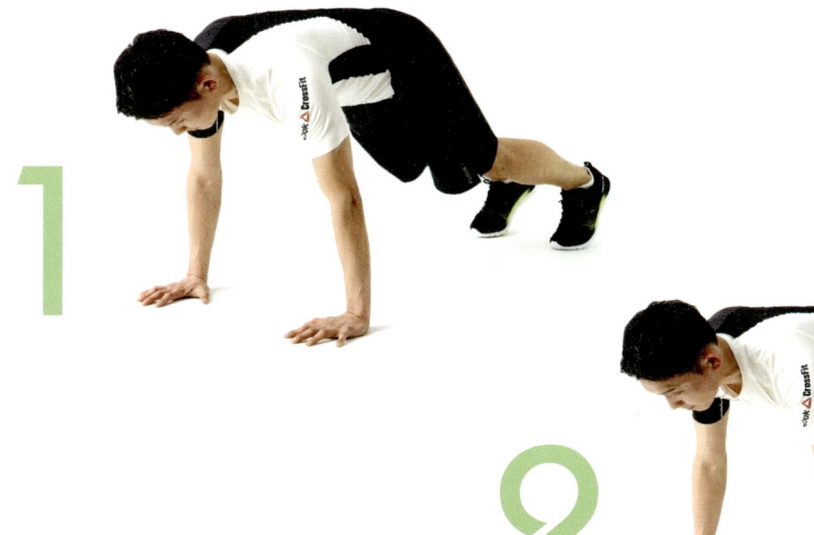

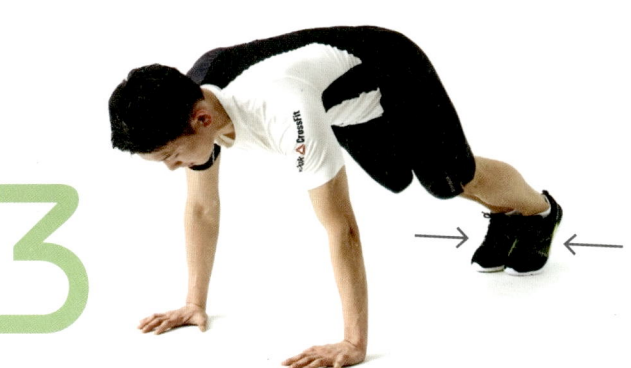

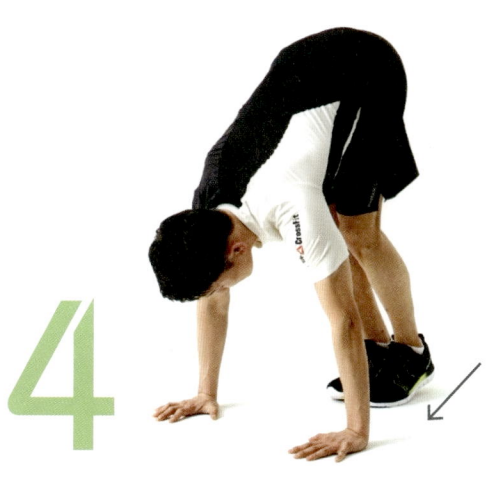

1 양손과 양발을 바닥에 대고 엎드린다.
2 점프하며 양발을 넓게 벌린다.
3 점프하며 양발을 모은다.
4 점프하며 양발을 가슴 쪽으로 당긴다.
5 점프하며 양발을 뒤로 뻗는다. 2~5번 동작
  을 반복한다.

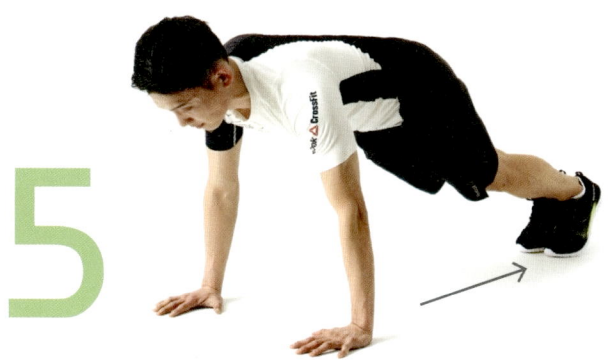

좌우로 스키 점프

1 양발은 골반 너비로 벌리고, 양
  손은 가볍게 주먹을 쥐어 가슴
  높이로 든 뒤 바른 자세로 선다.
2 양팔과 양어깨를 돌려 가볍게
  원을 그리고, 양 무릎을 구부리
  며 좌우로 번갈아 뛴다.

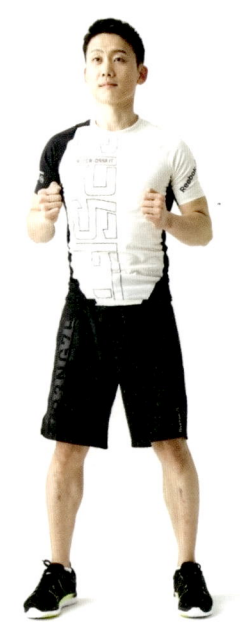
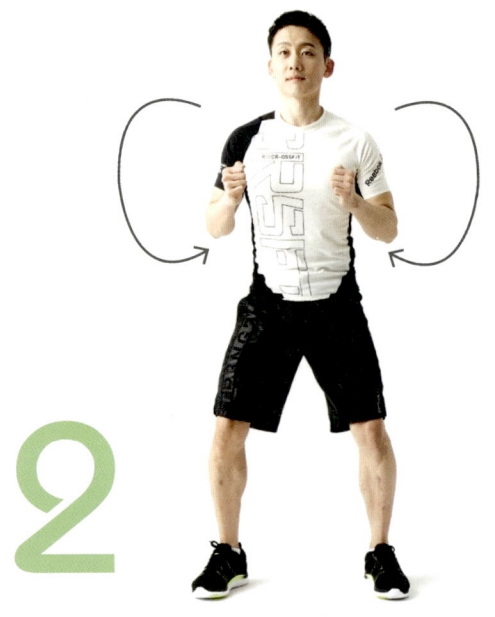

투 스텝 투 스쿼트

1 양발은 골반 너비로 벌린 뒤 무
  릎을 살짝 구부리고, 양손은 가
  볍게 주먹을 쥐어 가슴 높이로
  든 뒤 바른 자세로 선다.
2 오른쪽 두 걸음 이동 후 스쿼트
  동작을 2번 실시한다. 반대 방향
  으로도 실시한다.

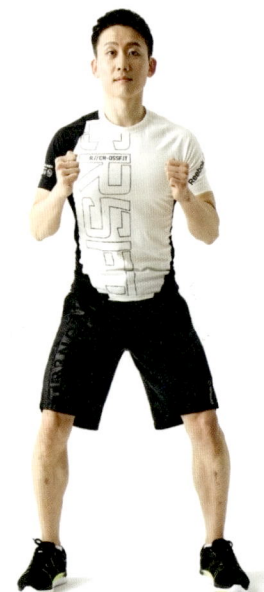
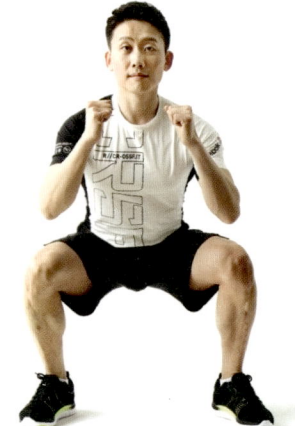

 **스케이터 점프**

1 양발은 골반 너비로 벌리고, 양손은 허리에 둔 뒤 바른 자세로 선다.
2 왼쪽으로 넓게 뛰면서 왼발로 바닥을 딛고, 동시에 오른발은 뒤로 접는다. 양손은 좌우로 크게 움직여 몸의 균형을 잡는다. 반대쪽도 실시한다.

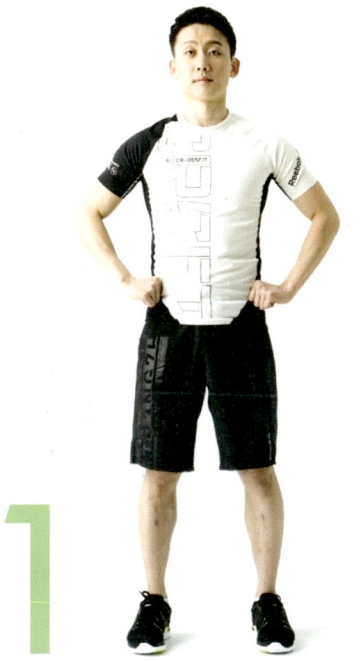

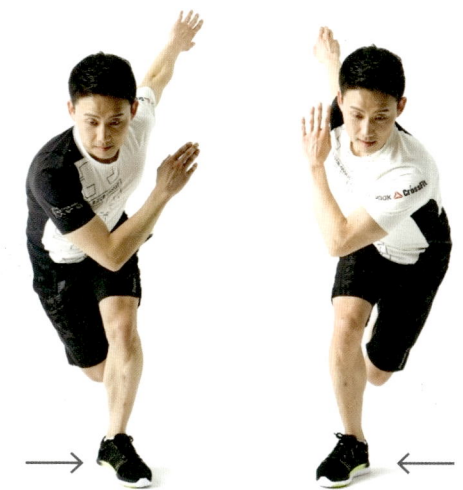

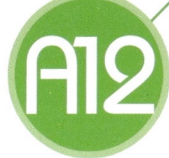 **엎드려 무릎 당겨 손끝, 발끝 터치**

1 양손과 양발을 바닥에 대고 엎드린다.
2 오른쪽 무릎을 가슴 쪽으로 당기고, 동시에 왼손 끝으로 오른발 끝을 터치한다. 반대쪽도 실시한다.

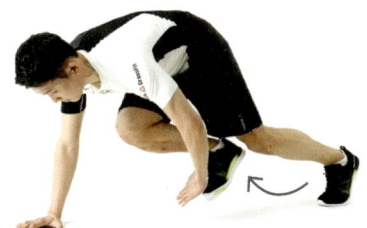

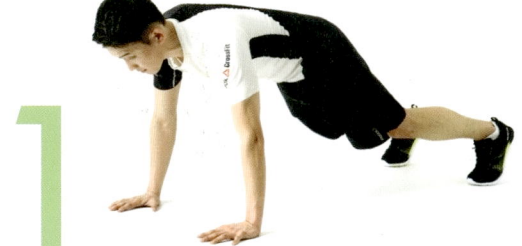

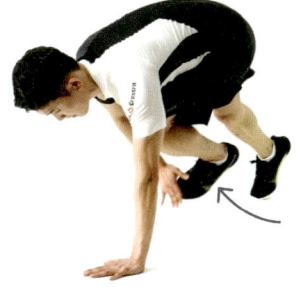

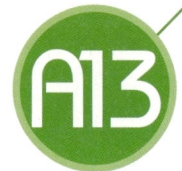 **A13** 사이드 레그

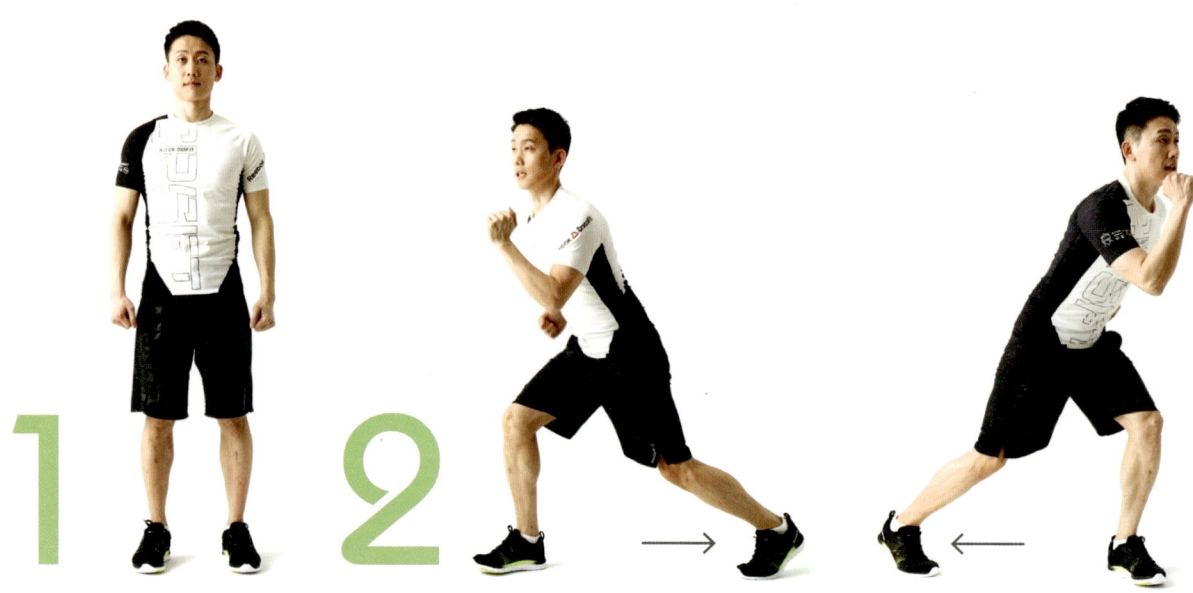

1 양발은 골반 너비로 벌리고, 양손은 가볍게 주먹을 쥐어 편안하게 내려둔 뒤 바른 자세로 선다.

2 오른쪽 무릎은 부드럽게 구부리고 발바닥 전체로 바닥을 지지한다. 동시에 왼발을 옆으로 뻗어
발끝으로 바닥을 딛고, 양손은 자연스럽게 움직인다. 반대쪽도 실시한다.

🔺 LEVEL UP!

A13-1 사이드 레그 II

1 시작 자세는 같다.
2 오른발은 그 자리에서 두고
무릎을 구부려 바닥과 직
각이 되게 한 뒤 동시에 왼
발을 옆으로 뻗어 발끝으로
바닥을 딛는다. 이때 왼손
끝으로 오른발 끝을 터치한
다. 반대쪽도 실시한다.

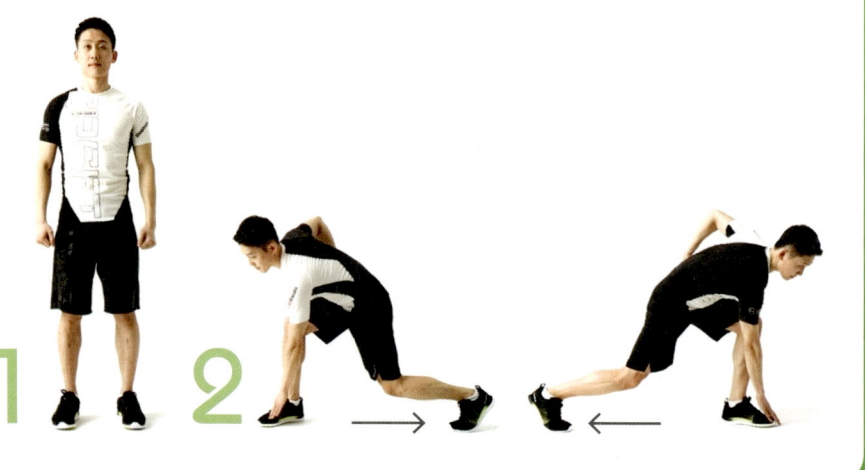

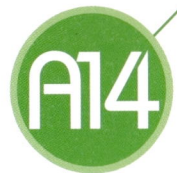

A14 엎드려 발끝 벌리며 어깨 터치

1 양손과 양발을 바닥에 대고 엎드린다.
2 양발을 넓게 벌려 뛰고, 한 손으로 반대쪽 어깨를 터치한다. 반대쪽도 실시한다.

1

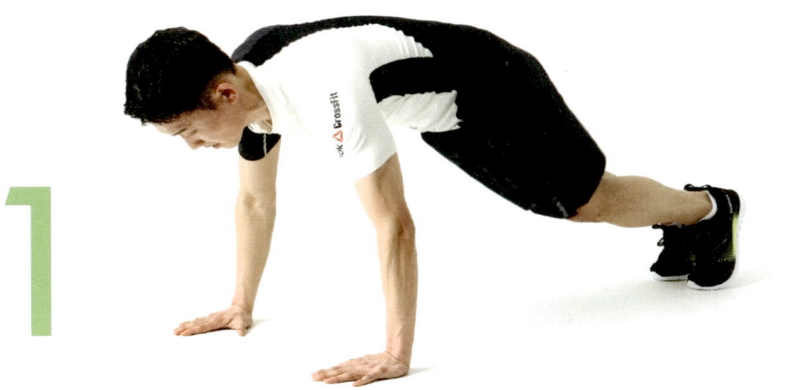

2

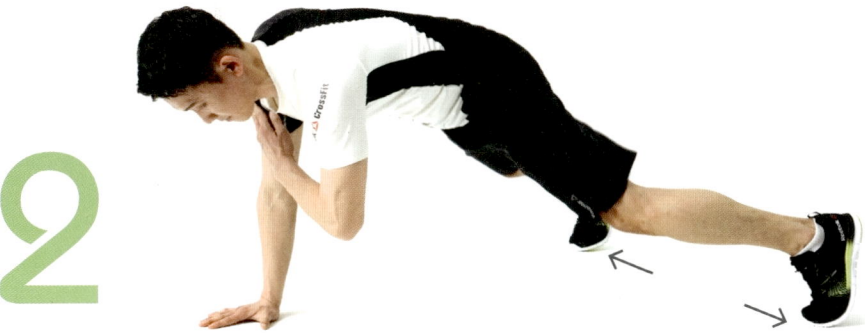

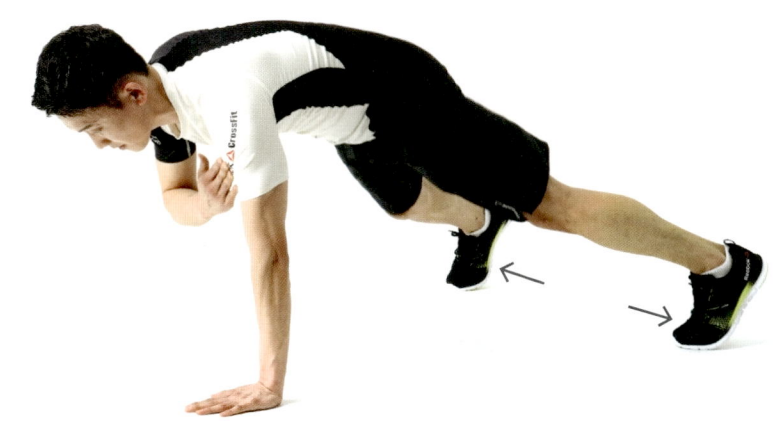

PART
2

Ⓑ 복부 Abs(Abdominal muscles)

Ⓒ 어깨부터 가슴까지 from SHOULDER to CHEST

Ⓓ 등 BACK

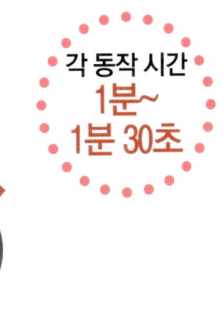

각 동작 시간
1분~
1분 30초

UPPER TRAINING

상체 운동

상체 운동은 복부, 어깨부터 팔/가슴으로 이어지는 라인, 그리고 등까지 크게 3부위로 나눴고, 그에 맞는 집중 동작으로 구성했다. 각동작은 1분~1분 30초간 실시한다. 얼마나 많이 하느냐가 중요한 것이 아니라 정해진 시간 내에 얼마나 폭발적으로 몸과 근육을 사용할수 있는지, 또 운동 부위에 집중과 자극을 느낄 수 있는지가 포인트다. 좀 더 집중적으로 당장 빼고 싶은 특정 부위가 있다면 그에 맞는동작을 택해 프로그램을 구성하자.

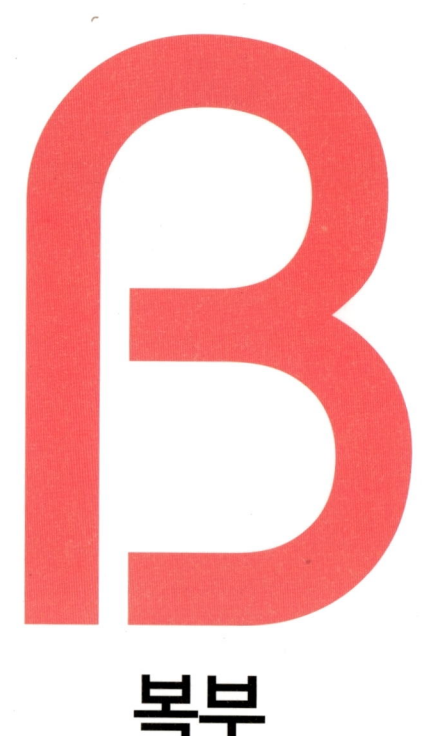

복부

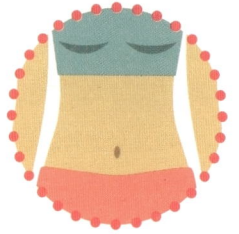

몸 웅크리기

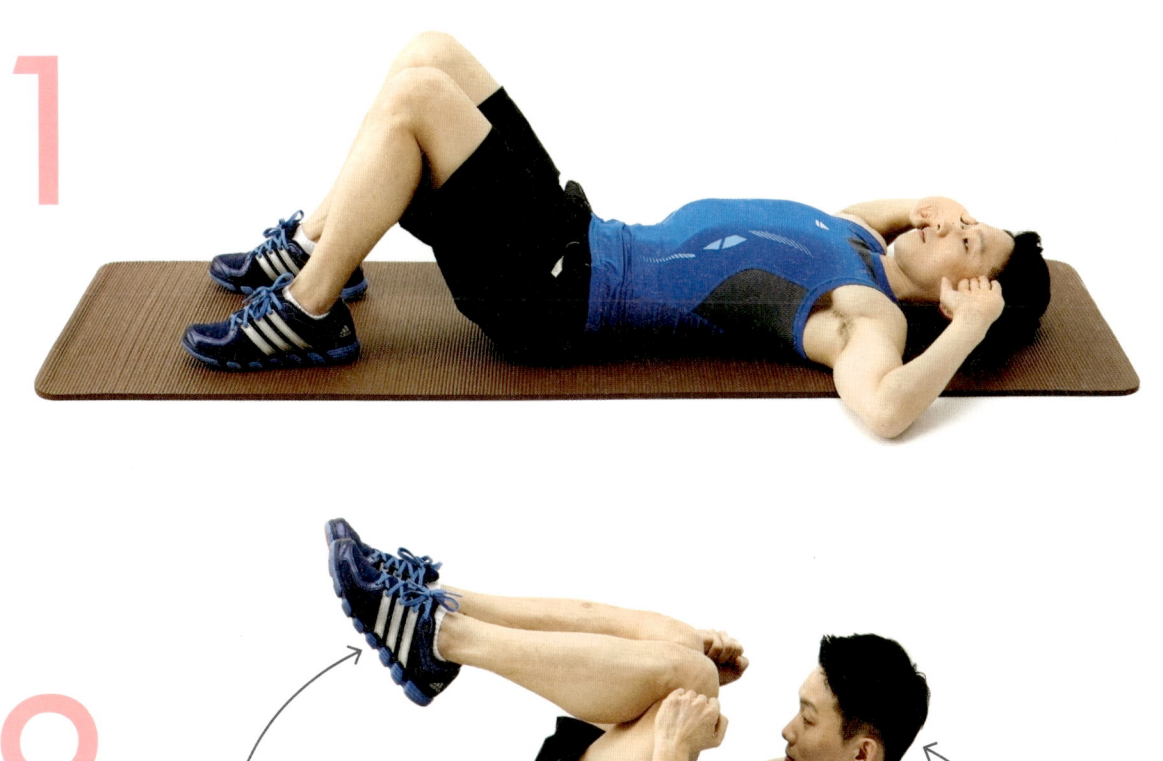

1 등을 바닥에 대고 누운 뒤 양 무릎을 세운다. 양 손바닥은 펼쳐 귀 옆에 둔다.
2 상체와 하체를 동시에 들어 올려 몸을 둥글게 만다.

✅ CHECK POINT

바닥에서 어깨를 떼는 속도
와 다리를 끌어올리는 속도
는 같아야 하며, 반동이 아
니라 복부를 수축시키는 힘
으로 몸을 일으켜야 한다.

몸통 비틀어 팔꿈치, 무릎 터치

1

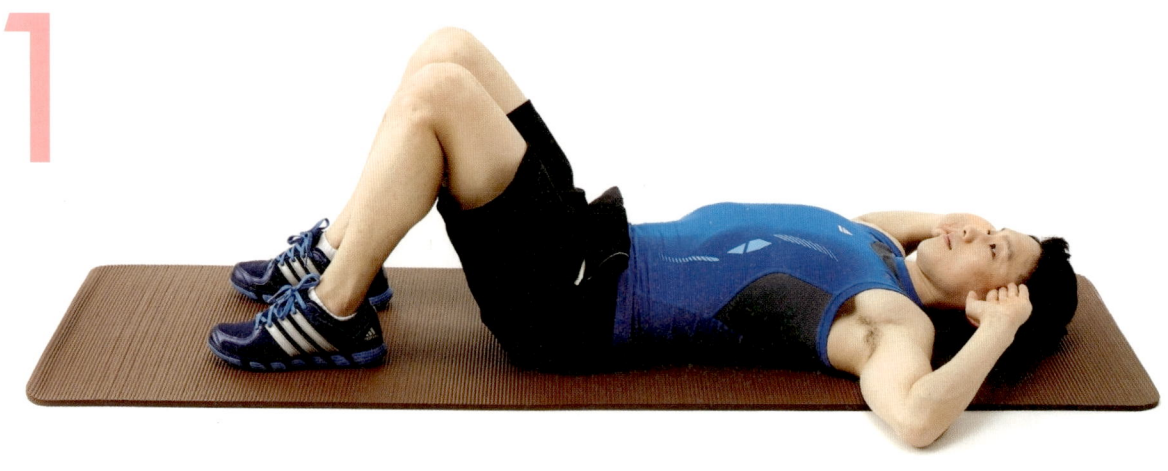

2

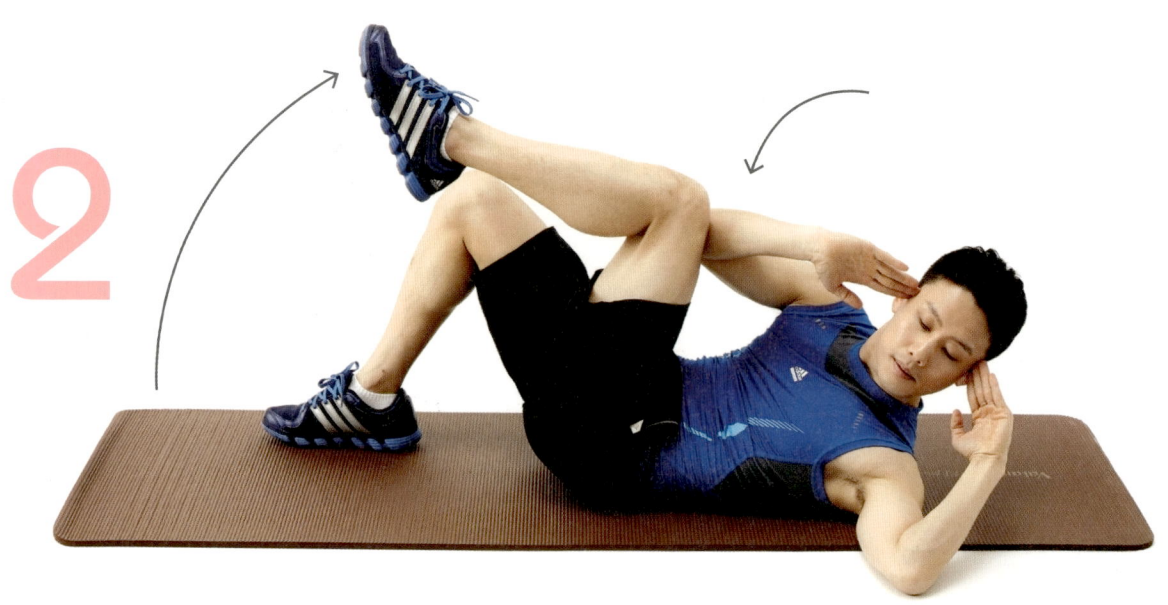

1 등을 바닥에 대고 누운 뒤 양 무릎을 세운다. 양 손바닥은 펼
   쳐 귀 옆에 둔다.
2 오른쪽 어깨와 팔꿈치, 왼쪽 무릎을 동시에 들어 팔꿈치와
   무릎이 서로 닿게 한다. 반대쪽도 실시한다.

 CHECK POINT

한쪽 팔꿈치와 무릎이 닿을 때 반대쪽 어깨는 바닥에 두고, 몸을 지탱하게 한다. 목이 불편하거나 동작이 힘들면 머리나 목 뒤에 깍지를 끼운다. 이때 깍지 낀 손은 머리를 받치는 데만 사용해야 하며, 팔꿈치와 무릎을 닿게 하려고 억지로 목을 잡아 당겨서는 안 된다.

▲ LEVEL UP!

B2-1 **몸통 비틀어 팔꿈치, 무릎 터치 Ⅱ**

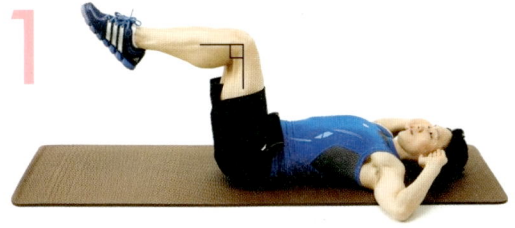 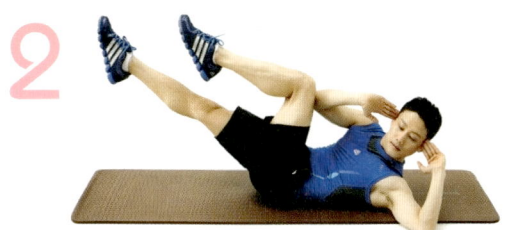

1 등을 바닥에 대고 누운 뒤 양 무릎을 수직으로 세운 상태에서 다리를 든다. 양 손바닥은 펼쳐 귀 옆에 둔다.
2 오른쪽 팔꿈치와 왼쪽 무릎을 당겨 서로 가깝게 하고, 반대쪽 발은 대각선 위로 뻗는다. 반대쪽도 실시한다.

β3 발끝 스텝 터치+무릎 원 그리기

1

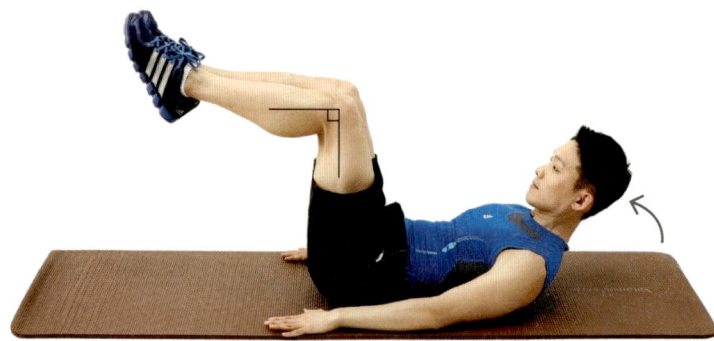

2

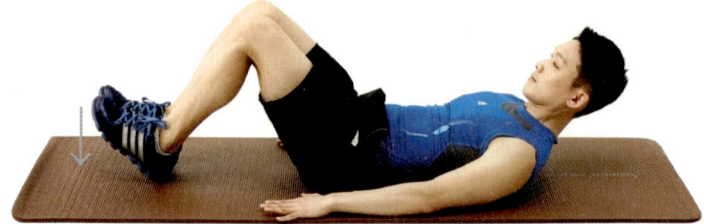

3

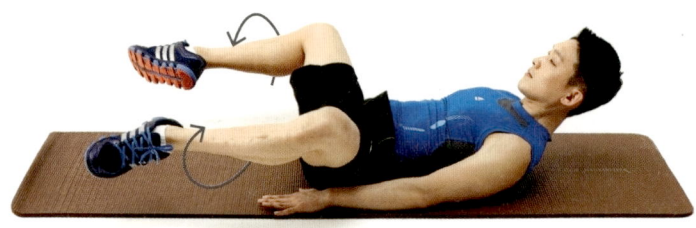

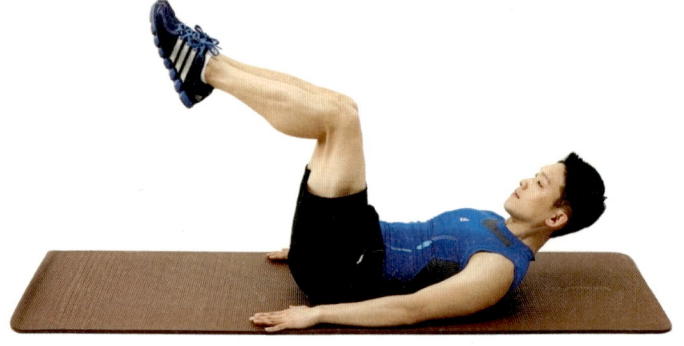

1 등을 바닥에 대고 누운 뒤 양 무릎을 수직으로 세워 들어 올린다. 양손은 자연스럽게 바닥에 내려두고, 상체는 들어 올린다.

2 양발을 내려 뒤꿈치로 바닥을 4번 터치한다. 터치할 때마다 숨을 짧게 내쉰다. 하나, 둘, 셋, 넷!

3 4번 터치 후 양발을 들어 밖에서 안으로 원을 그린다.

✓ CHECK POINT

연결 동작을 할 때 꼬리뼈가 바닥에 밀착될 수 있도록 복부를 수축시키고, 허리는 자연스럽게 아치 형태를 유지한다. 원을 그릴 때 원의 크기는 가능한 범위 내에서 선택하면 된다. 만약 목에 힘이 많이 들어가면 머리를 바닥에 내려두고 동작을 진행하자.

β4   자극 부위 ▶▶▶ 복부, 골반, 종아리

뒤꿈치, 발끝 번갈아 바닥 터치

1

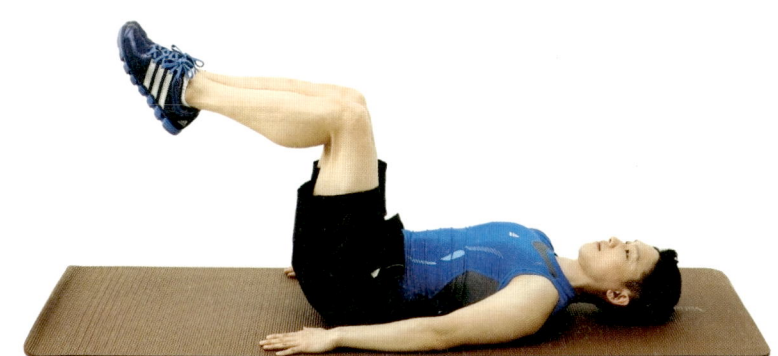

2

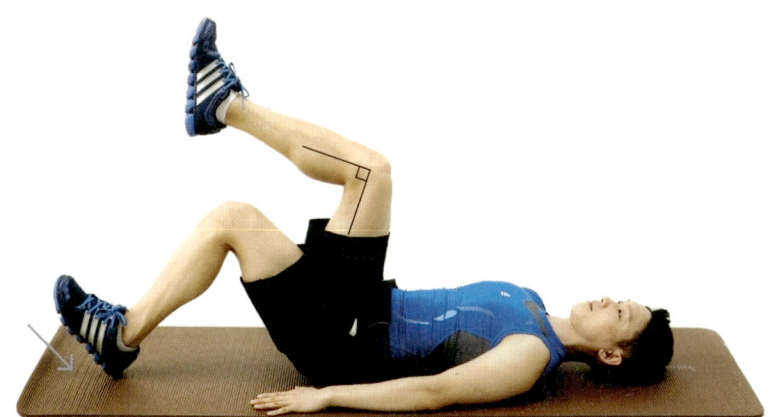

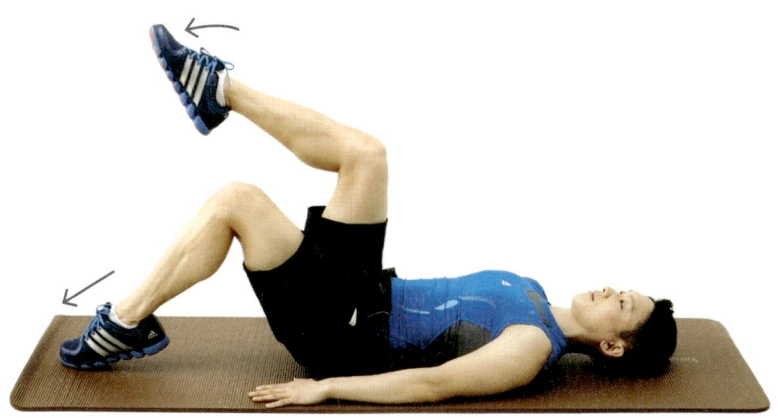

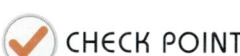

1 등을 바닥에 대고 누운 뒤 양 무릎을 세워 다리를 들어 올리고, 양손은 자연스럽게 내려 둔다.

2 왼발을 내려 뒤꿈치 한 번, 발끝 한 번 번갈아 바닥을 터치한다. 이때 오른발은 직각으로 들어 올린 상태를 유지하고, 발끝은 자연스럽게 왼발을 따라가면 된다. 반대쪽도 실시한다.

✔ **CHECK POINT**

뒤꿈치, 발끝을 터치할 때 허리는 자연스럽게 아치 형태가 되게 하고, 복부에 힘을 유지한다.

엎드려 버티기

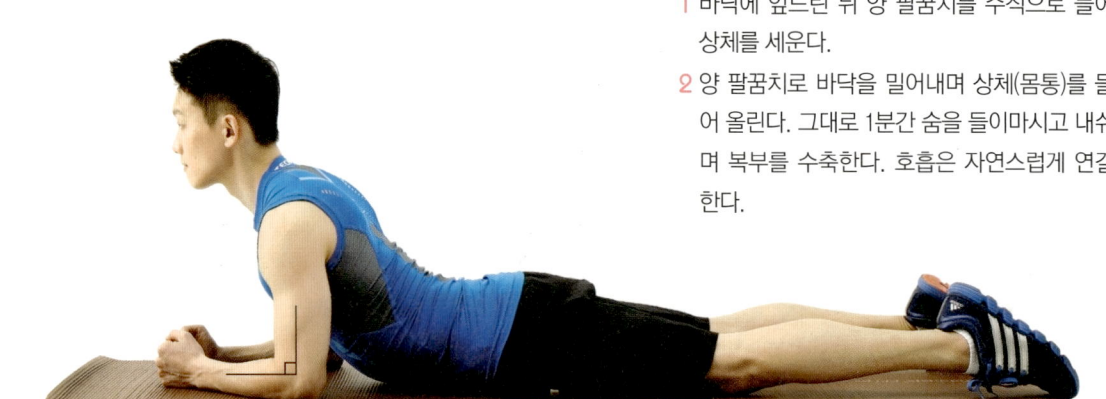

1 바닥에 엎드린 뒤 양 팔꿈치를 수직으로 들어 상체를 세운다.

2 양 팔꿈치로 바닥을 밀어내며 상체(몸통)를 들어 올린다. 그대로 1분간 숨을 들이마시고 내쉬며 복부를 수축한다. 호흡은 자연스럽게 연결한다.

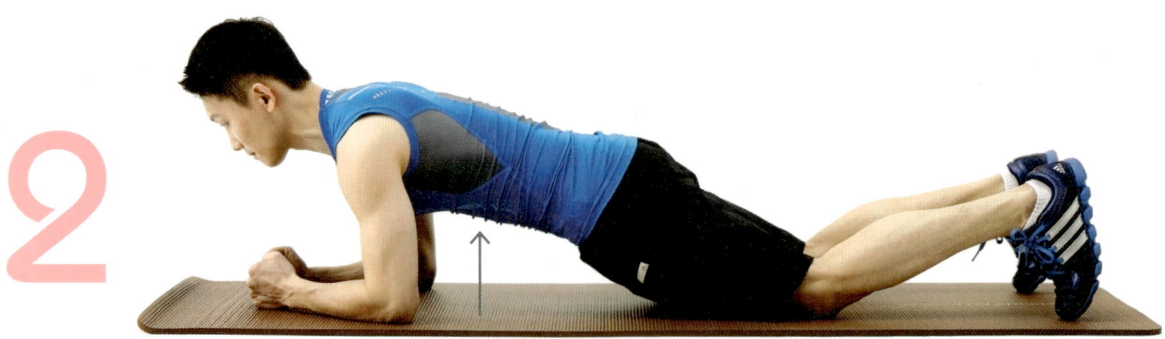

🔺 LEVEL UP!

β5-1 엎드려 버티기 Ⅱ

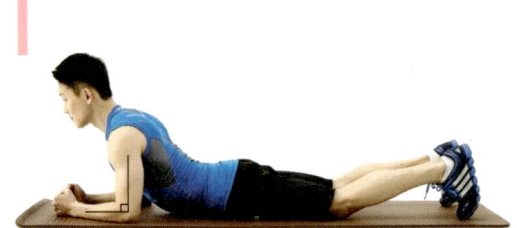

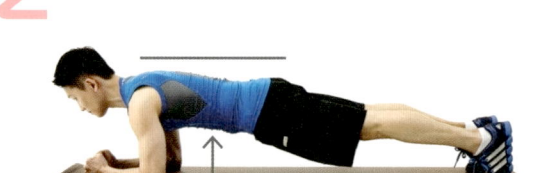

1 바닥에 엎드린 뒤 양 팔꿈치를 수직으로 들어 상체를 세운다.
2 양 팔꿈치와 양발 끝으로 몸을 들어 올려 1분간 버틴다. 이때 등과 엉덩이의 높이는 같거나, 엉덩이가 조금 높아도 된다.

B6

자극 부위 ▶▶▶ 복부, 허벅지 앞

몸 웅크렸다 펼치기

1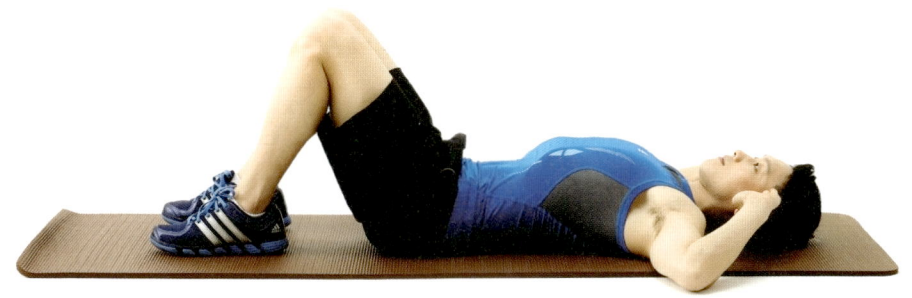

2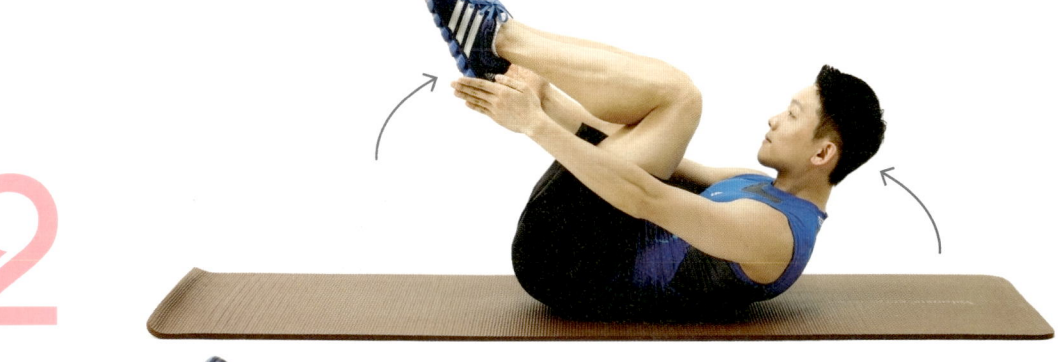

3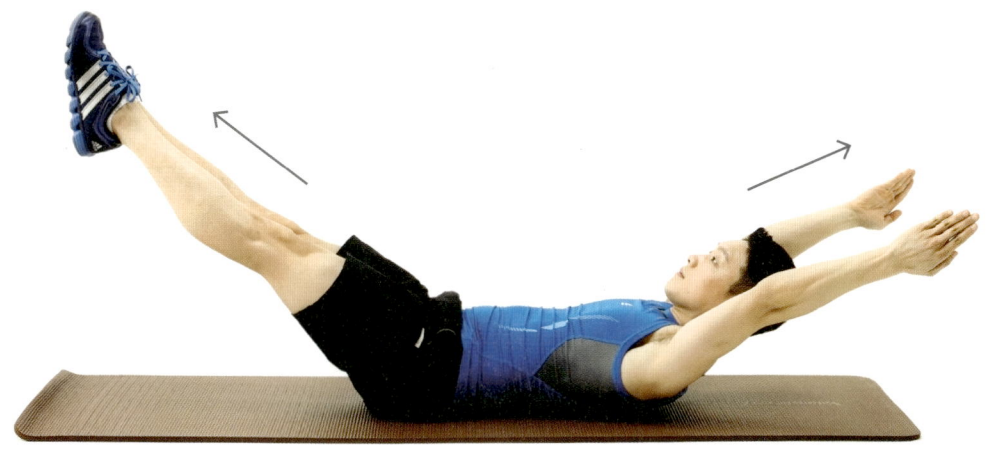

1 등을 바닥에 대고 누운 뒤 양 무릎을 세운다. 양 손바닥은 펼쳐 귀 옆에 둔다.

2 상체와 다리를 바닥에서 들어 올리며 몸을 최대한 웅크린다. 동시에 양손은 앞으로 뻗고, 시선은 무릎 사이 또는 발끝을 바라본다.

3 팔과 다리를 천천히 펼친다. 이때 팔과 다리는 완만한 V자 형태를 이룬다.

 CHECK POINT

웅크린 자세를 할 때 목에 무리가 간다면 손깍지로 머리를 받쳐도 되고, 허리가 불편하다면 무릎을 살짝 굽힌 상태로 펼쳐도 된다. 팔과 다리를 뻗을 때는 꼬리뼈 부분을 바닥에 밀착시키고, 복부 수축을 유지할 수 있도록 한다.

β7 엎드려 경례하기

1

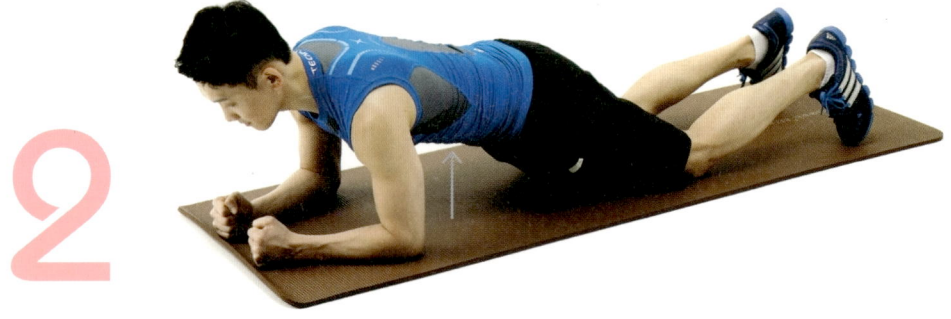

2

3

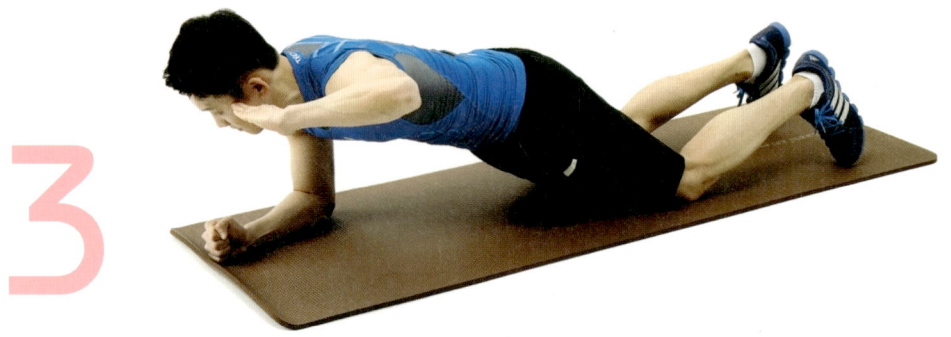

1 바닥에 엎드린 뒤 양 팔꿈치를 들어 상체를 세운다.
2 양 팔꿈치로 바닥을 밀어내며 상체(몸통)를 들어 올린다. 등과
   엉덩이의 높이는 같거나 엉덩이가 조금 낮아도 된다.
3 호흡을 내쉬며 왼팔을 어깨 높이까지 들어 올려 경례한다.
4 호흡을 내쉬며 들어 올린 팔을 바깥으로 뻗는다.
5 호흡을 내쉬며 다시 경례 자세를 한 뒤 팔을 바닥으로 내린다.

✓ CHECK POINT

경례 동작을 할 때는 복부의 긴장을 유지하고,
몸의 중심이 흔들리지 않게 버티는 것이 중요
하다. 어깨의 좌우 높이는 같도록 신경 쓰며 동
작을 진행한다.

4

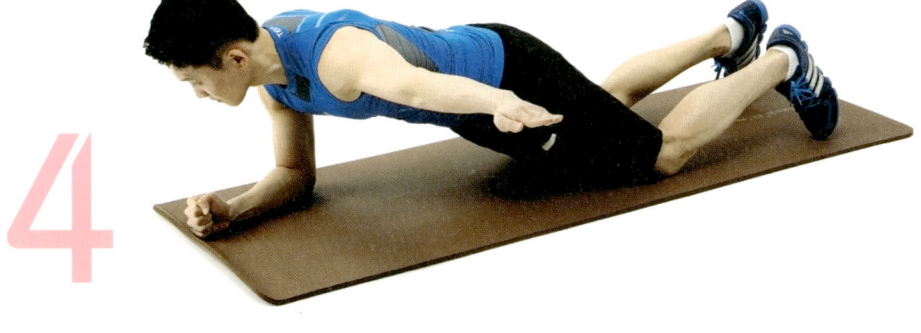

5

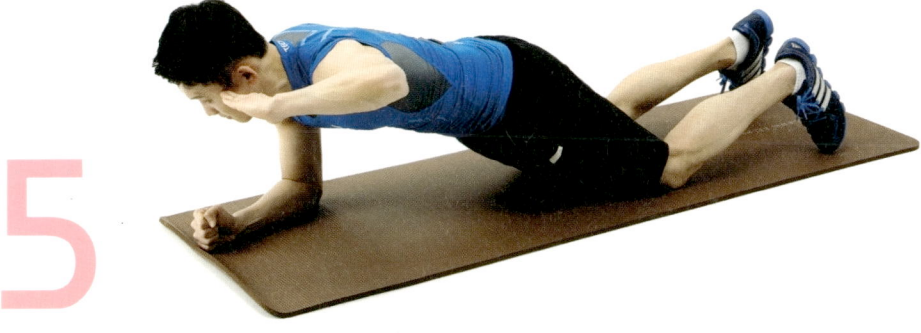

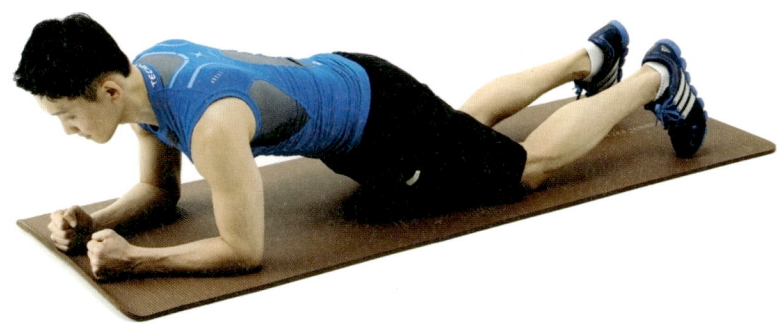
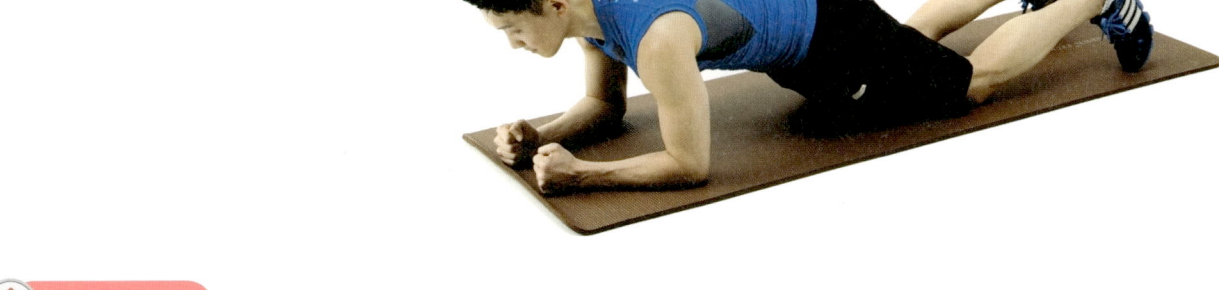

🔺 LEVEL UP!

β7-1 엎드려 경례하기 II

1
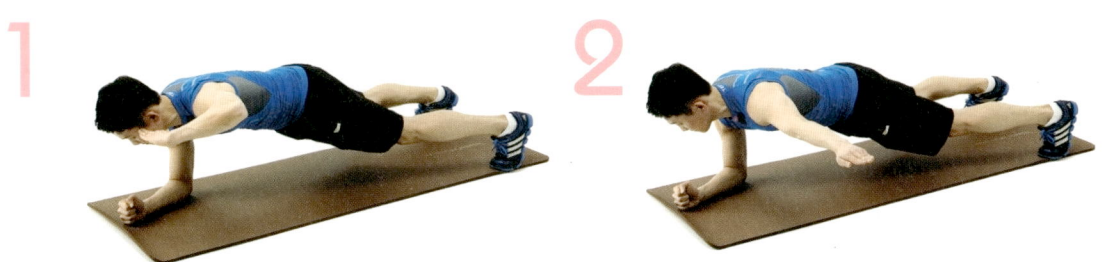
2

▶▶▶ 양 팔꿈치와 양발 끝으로 몸을 들어 올린 뒤 엎드려 경례하기 동작을 그대로 진행한다.

자극 부위 ▶▶▶ 복부, 허벅지

팔 · 다리 들어 올리기

1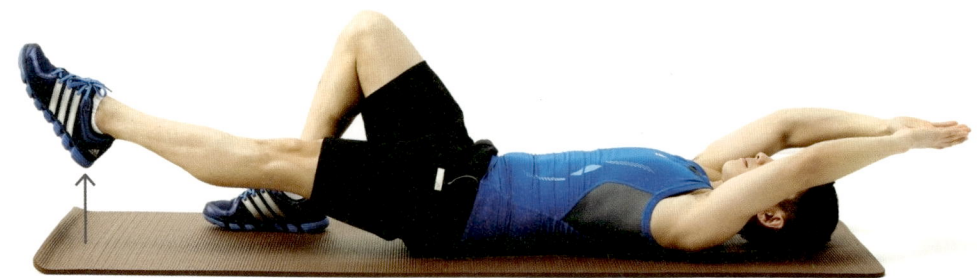

2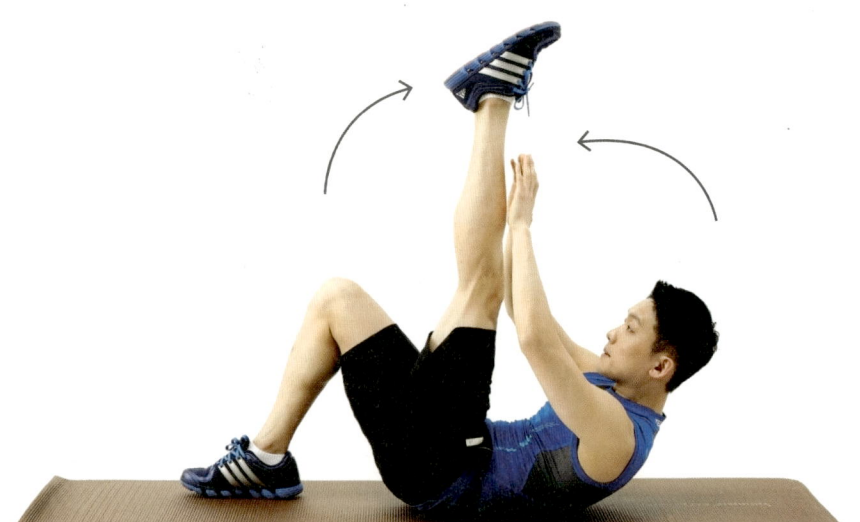

3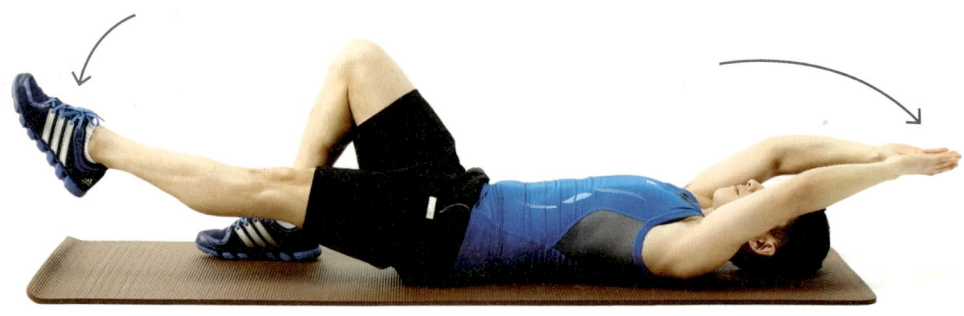

1 등을 바닥에 대고 누운 뒤 한쪽 무릎을 세우고, 반대쪽 다리는 뻗어 공중에 띄운다. 양손은 포개서 위로 뻗는다.

2 뻗은 팔과 다리를 동시에 들어 올리며 양손 끝으로 정강이를 터치한다.

3 들어 올린 팔과 다리를 천천히 내린다. 반대쪽도 실시한다.

✔ **CHECK POINT**

동작 시 물통이나 덤벨을 들고 하면 더욱 효과적이다.

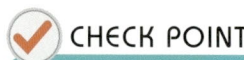

β9 옆구리 조이기

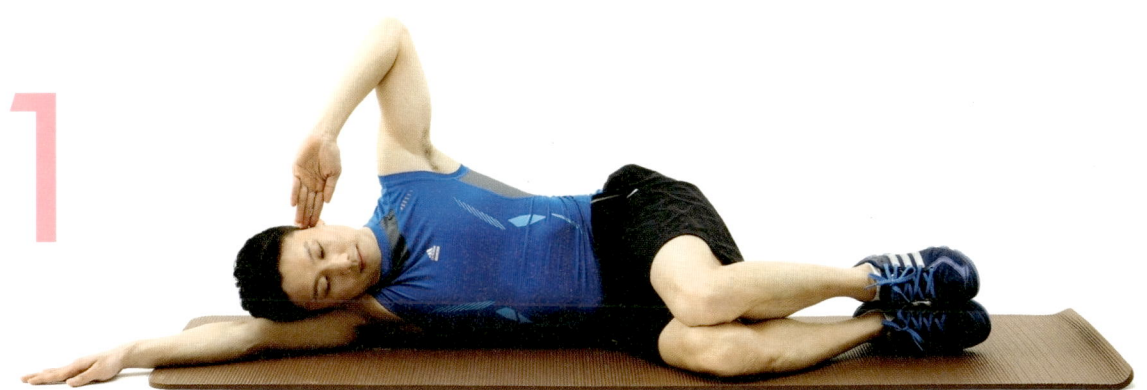

1

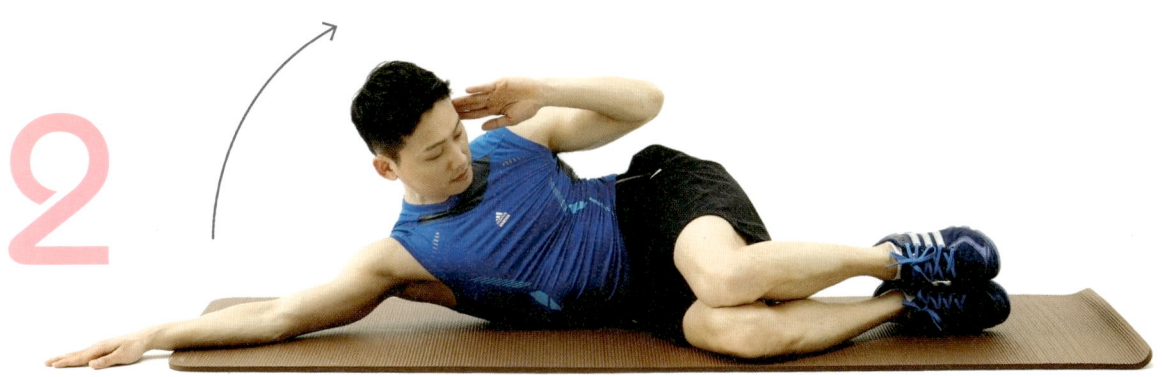

2

1 옆으로 누워 바닥의 팔은 위로 뻗어 머리를 받치고, 반대쪽 팔은
  펼쳐서 귀 옆에 얹는다. 양다리는 수직으로 구부린다.
2 어깨를 들어 올려 옆구리에 힘이 들어가는 위치까지만 올라간다.
  반대쪽도 실시한다.

B10 대각선 다리 들기

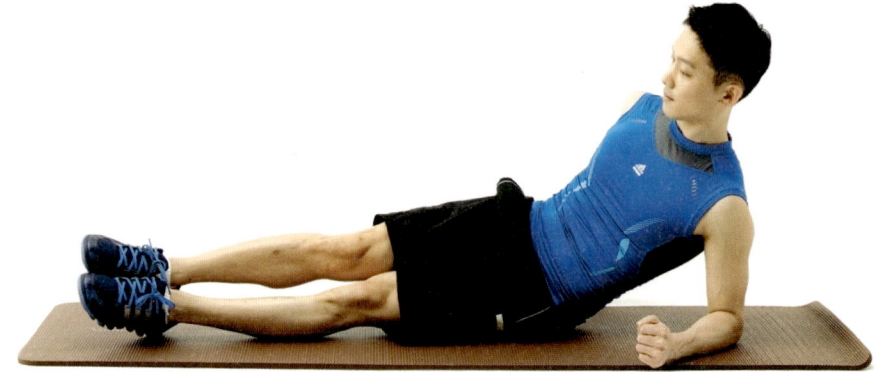

1

1 옆으로 누워 한쪽 팔꿈치로 상체를 들
  어 올리고, 양발은 가지런히 모은 채
  편다. 이때 반대쪽 손은 몸 뒤쪽 바닥
  을 짚는다.
2 양발을 천천히 들어 올린다.
3 양발을 천천히 내려 바닥에 닿기 전에
  멈춘다. 이 상태에서 동작을 반복한다.
  반대쪽도 실시한다.

✅ CHECK POINT

몸을 지탱하고 있는 팔꿈치와
손바닥으로 바닥을 밀어내 허
리가 길고 평평하게 펴질 수
있도록 한다. 어깨가 무너지
면 복부의 최대 수축을 느끼
기 힘들다.

2

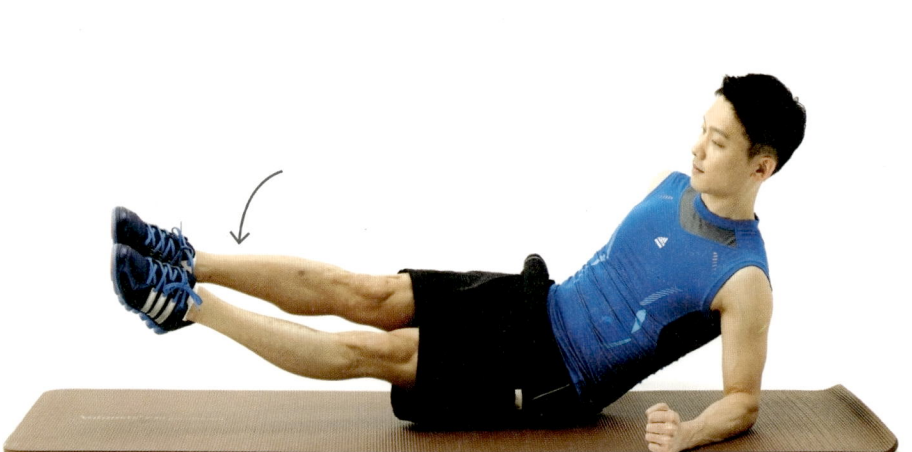

B11 사이드 브리지

자극 부위 ▶▶▶ 옆구리, 복부 측면

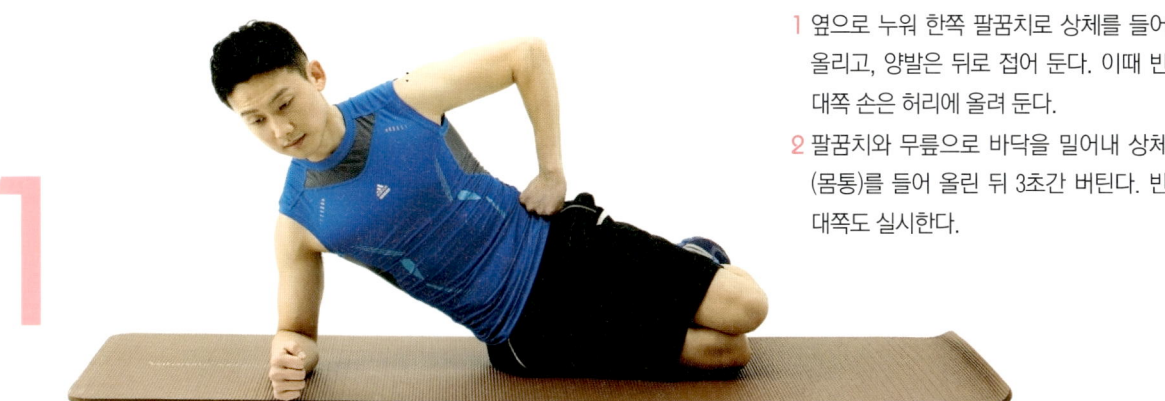

1 옆으로 누워 한쪽 팔꿈치로 상체를 들어 올리고, 양발은 뒤로 접어 둔다. 이때 반대쪽 손은 허리에 올려 둔다.
2 팔꿈치와 무릎으로 바닥을 밀어내 상체 (몸통)를 들어 올린 뒤 3초간 버틴다. 반대쪽도 실시한다.

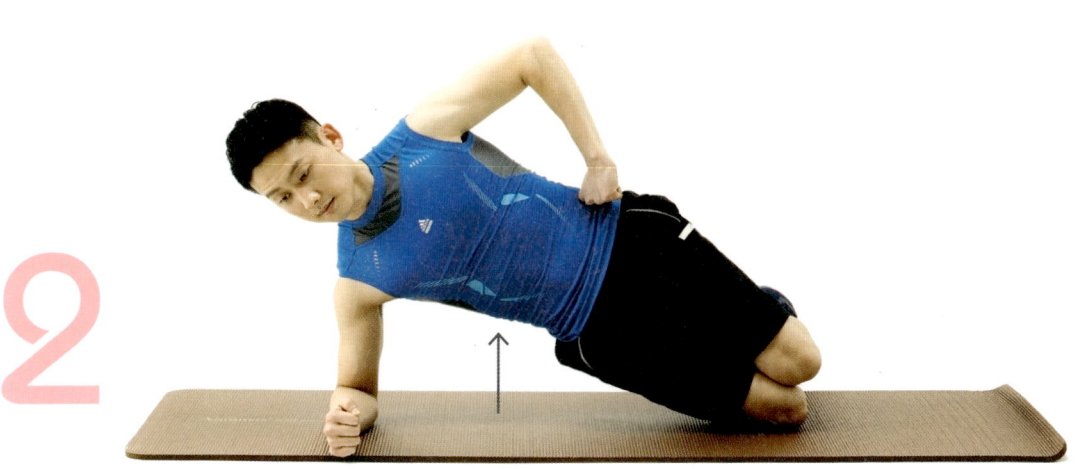

⬆ LEVEL UP!

B11-1 사이드 브리지 II

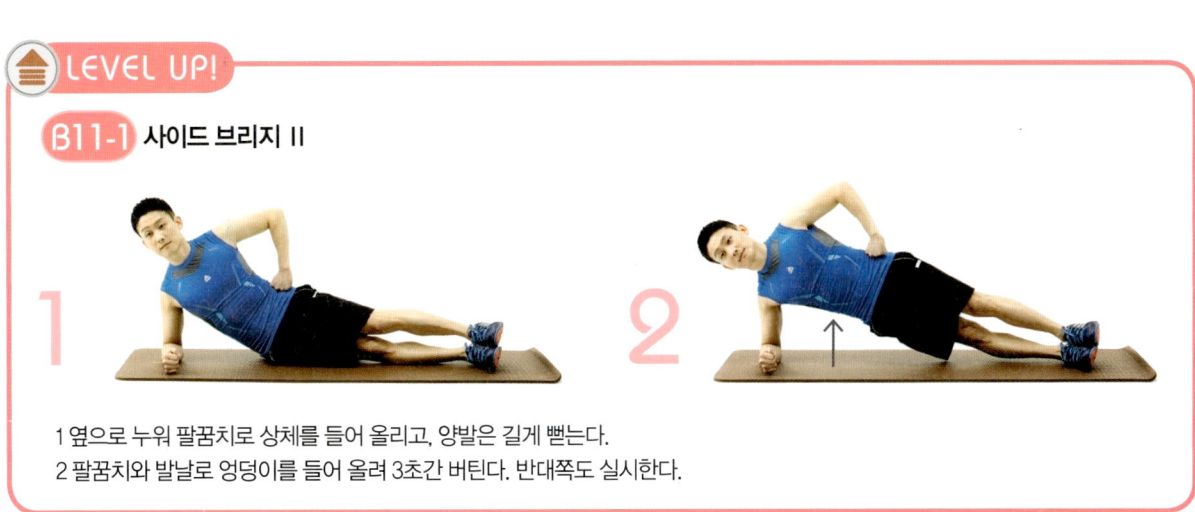

1 옆으로 누워 팔꿈치로 상체를 들어 올리고, 양발은 길게 뻗는다.
2 팔꿈치와 발날로 엉덩이를 들어 올려 3초간 버틴다. 반대쪽도 실시한다.

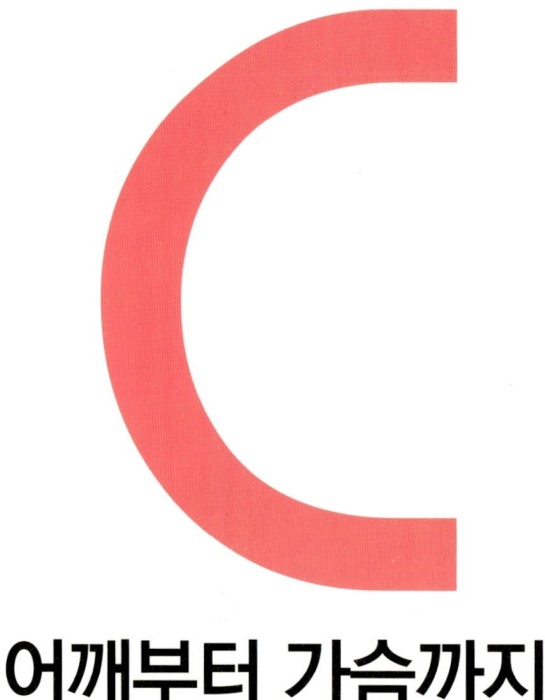

어깨부터 가슴까지

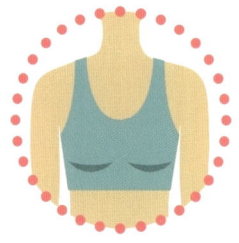

C1

자극 부위 ▶ ▶ ▶ 어깨, 쇄골

어깨 으쓱 아래로

C1∼ C3 동작은 하나의
영상으로 이어집니다.

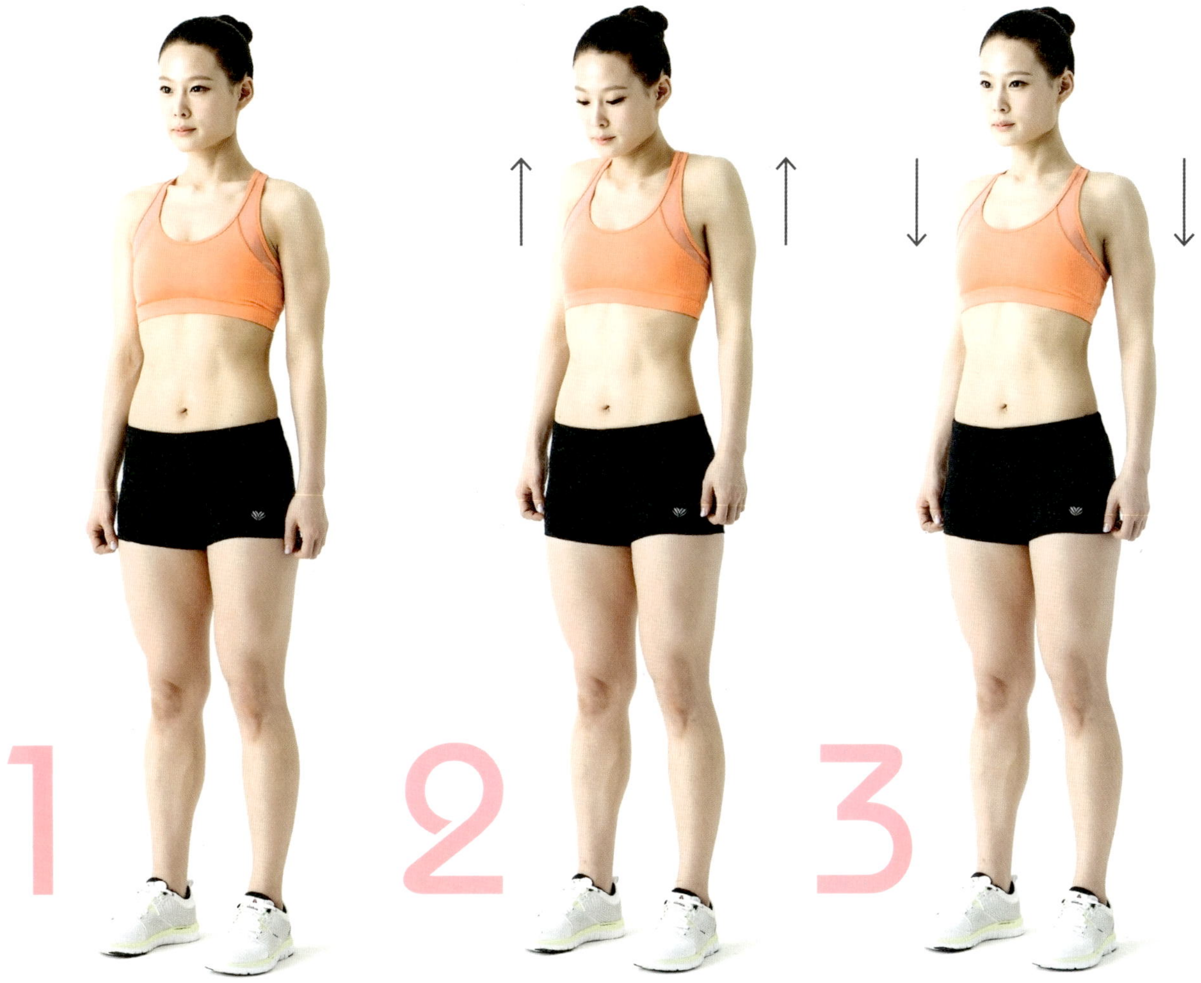

1 2 3

1 양발은 골반 너비로 벌리고, 양팔은 자연스럽게 내린 뒤 바른 자세로 선다.

2 양어깨를 최대한 끌어 올려 귀와 가까워지게 만든다.

3 양어깨를 최대한 끌어 내려 귀와 멀어지게 만든다.

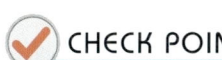
CHECK POINT

동작 내내 양어깨의 높이가 같은
지 확인한다. 만약 그렇지 않다면
움직임이 부자연스러운 쪽의 목
주변과 어깨를 스트레칭 해서 부
드럽게 만든 후 다시 실시한다.

자극 부위 ▶▶▶ **목, 어깨, 쇄골**

어깨 으쓱 뒤로, 아래로

C1~ C3 동작은 하나의
영상으로 이어집니다.

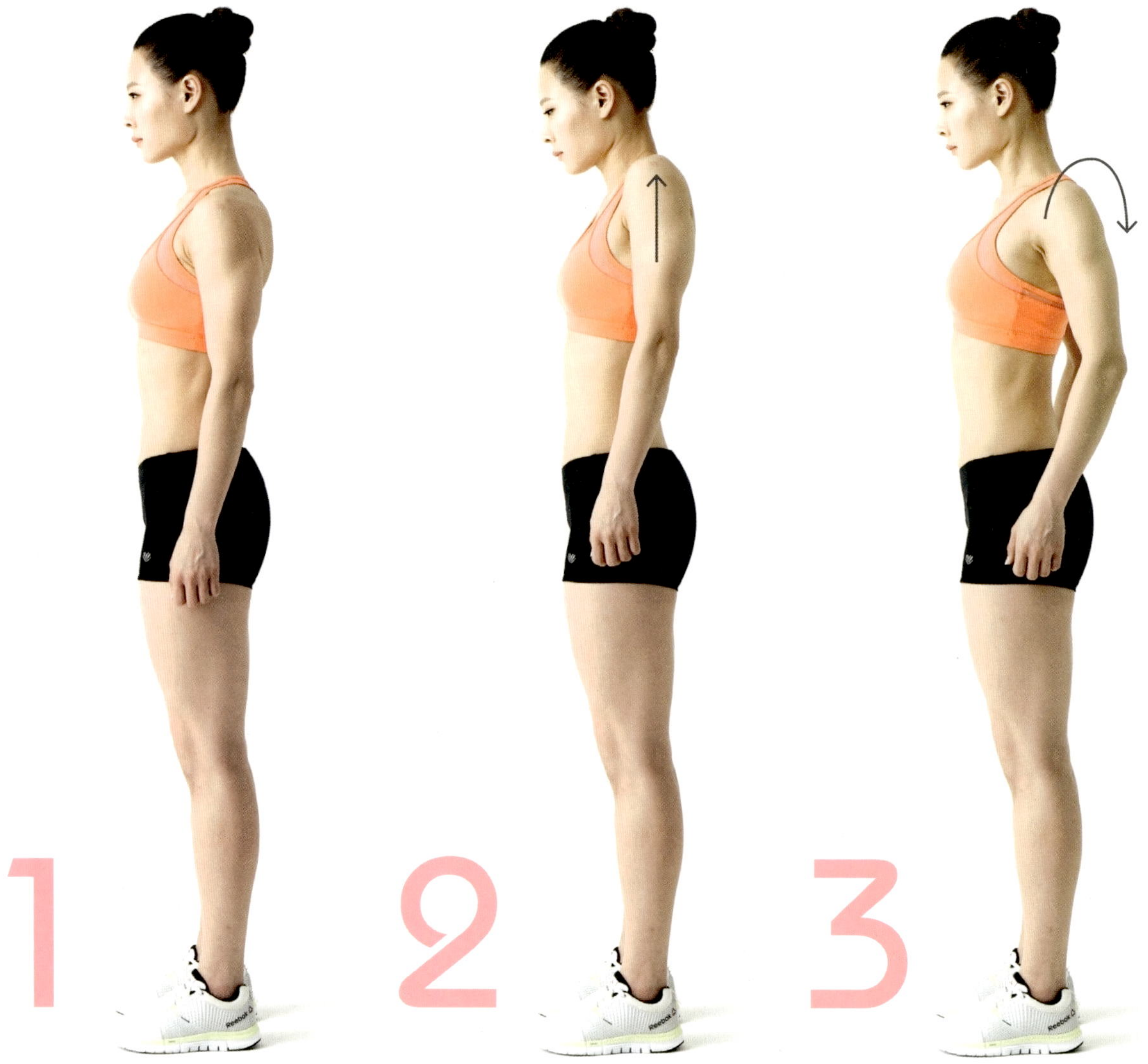

1 **2** **3**

1 양발은 골반 너비로 벌리고, 양팔은 자연스럽게 내린 뒤 바른 자세로 선다.
2 양어깨를 최대한 끌어 올려 귀와 가까워지게 만든다.
3 양어깨가 귀와 최대한 멀어지도록 뒤쪽 아래로 내린다.

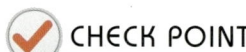 **CHECK POINT**

동작 내내 양어깨의 높이가 같은지 확인한
다. 만약 그렇지 않다면 움직임이 부자연스
러운 쪽의 목 주변과 어깨를 스트레칭 해
부드럽게 만든 후 다시 동작을 실시한다.

C3

자극 부위 ▶▶▶ 목, 어깨, 쇄골

고개 상하좌우 기울이기

C1~ C3 동작은 하나의
영상으로 이어집니다.

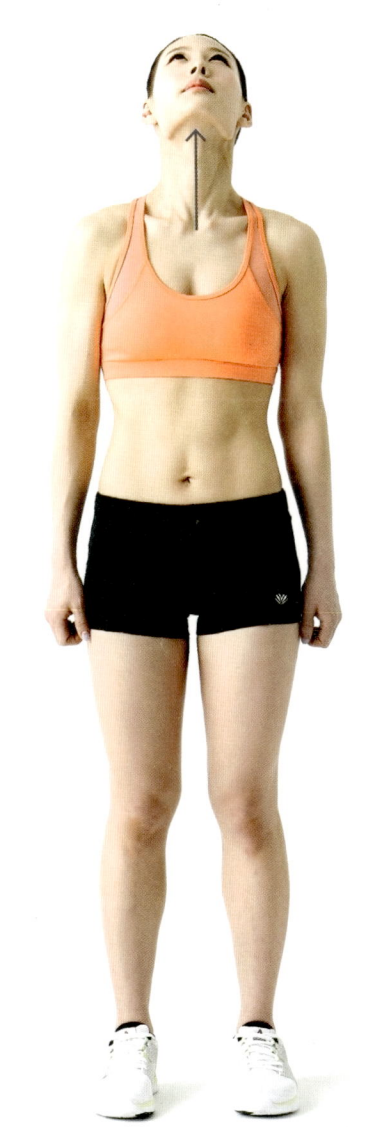

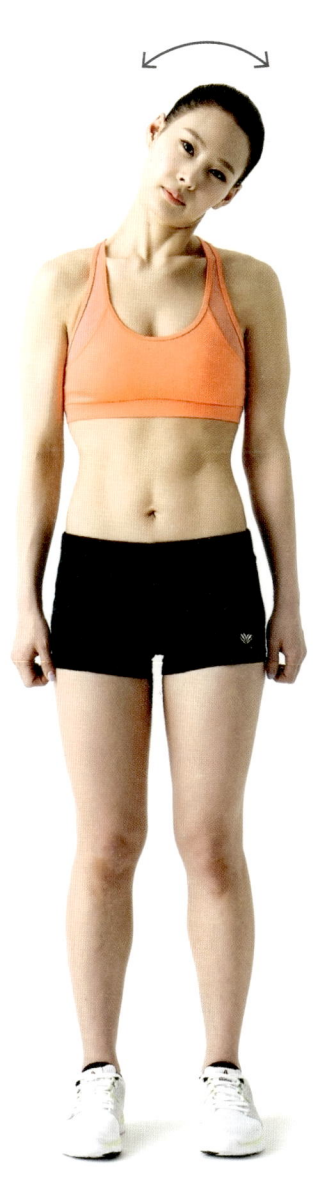

1 양발은 골반 너비로 벌리고, 양팔은 자연스럽게
   내린 뒤 바른 자세로 선 뒤 고개를 위아래로 젖
   혀 목 앞뒤를 길게 늘인다.
2 고개를 좌우로 기울여 목 양 옆을 길게 늘인다.

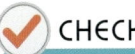 CHECK POINT

고개를 기울일 때 좌우 대칭이 잘 되는지,
양쪽 어깨의 높이가 같은지 확인한다. 이
동작을 진행하다 보면 차츰 목과 어깨의
좌우 움직임 범위가 같아지게 되며, 서서
히 몸의 균형이 맞춰지게 될 것이다.

자극 부위 ▶▶▶ 어깨, 갈비뼈 사이

양손 깍지 뻗어 날개뼈 오르내리기

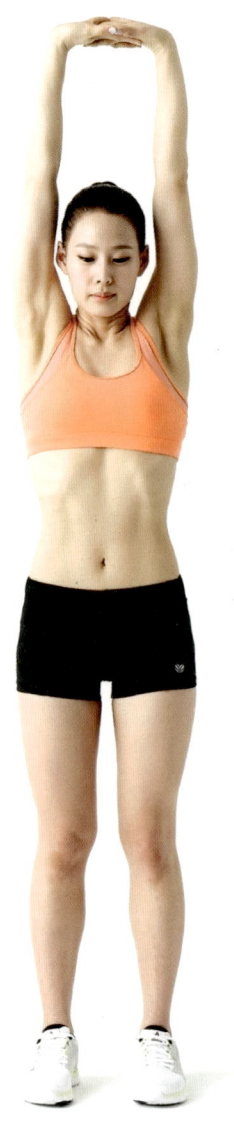

1

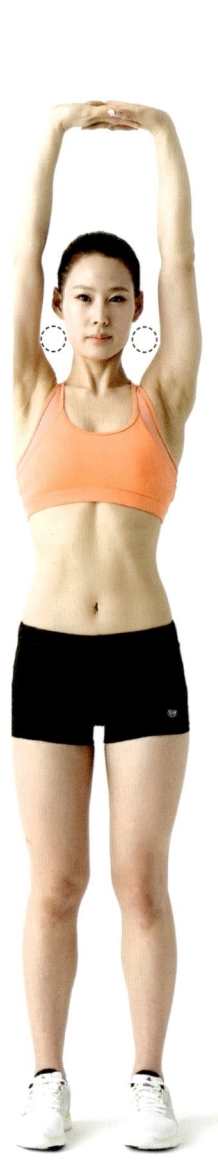

2

CHECK POINT

쉬워 보이지만 막상 시도하면 성공하는 사람이 드물 정도로 어려운 자세다. 팔을 쭉 뻗어 높게 들었을 때 팔이 귀와 닿게 하고, 날개뼈를 내릴 때는 팔과 귀를 조금 떨어뜨리면서 동작을 해보자. 등이나 허리가 굽지 않게 주의한다.

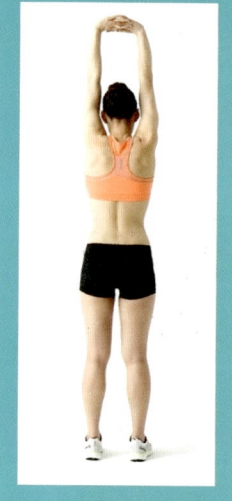 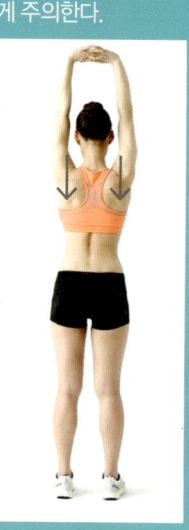

1 양발은 골반 너비로 벌리고, 양손은 깍지를 끼운 뒤 위로 뻗는다. 어깨가 귀에 닿을 만큼 최대한 늘여 준다.

2 그 상태로 등 뒤 날개뼈를 아래로 끌어 당겨 귀와 어깨를 최대한 멀어지게 한다.

46 상체를 부탁해

C5 자극 부위 ▶▶▶ 어깨, 쇄골, 가슴, 허리

허리 뒤로 깍지 낀 채 상체 숙이기

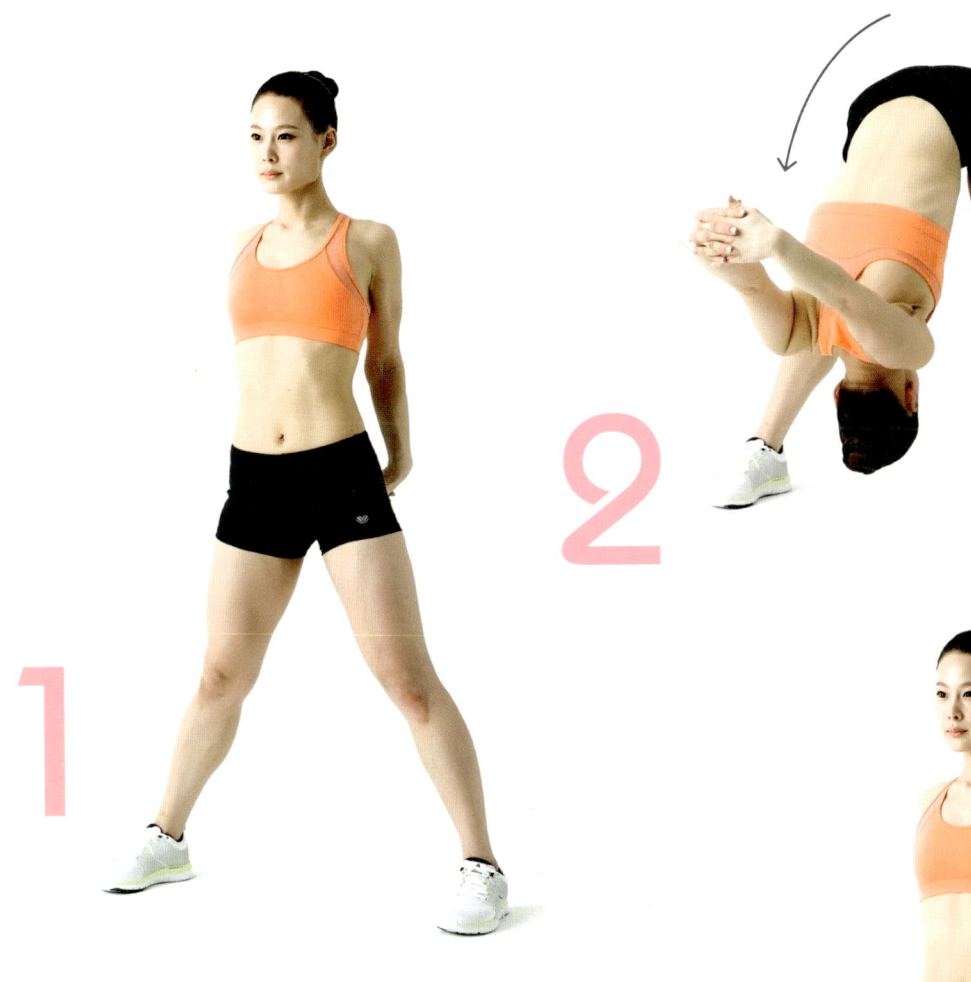

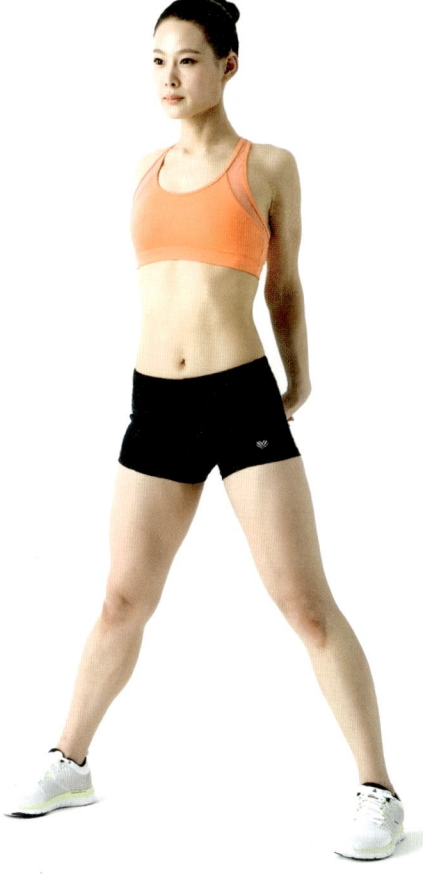

1 양발을 넓게 벌리고, 이때 양발 끝은 정면이나 안쪽을 향하게 한다. 허리 뒤에서 양손은 깍지를 끼우고, 동시에 가슴을 펴서 깍지 낀 손을 뒤로 당긴다.

2 상체를 앞으로 숙인다. 이때 깍지 낀 손은 자연스럽게 천장을 향하고, 시선은 코끝이나 배꼽을 향한다. 숙인 채로 5번 부드럽게 호흡한다.

3 상체를 천천히 일으킨다.

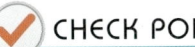

✔ CHECK POINT

허벅지 뒤쪽이 너무 당겨 숙이기 힘들다면 양 무릎을 살짝 구부려 허벅지 앞면과 가슴의 거리를 좁힌다. 동작 내내 팔꿈치는 최대한 편다.

양손 뒤로 짚어 엉덩이 들고 버티기

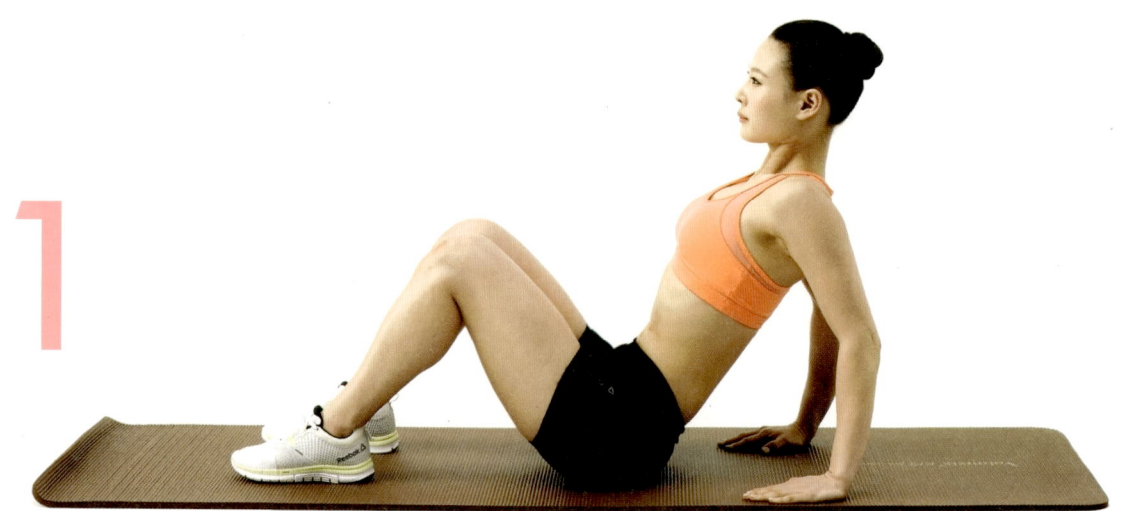

1

1 엉덩이를 바닥에 대고 앉아 양 무릎을 세우고, 양손은 엉덩이 뒤쪽 바닥을 짚는다.
   이때 양손 끝은 엉덩이를 향하게 한다.

2 양손과 양발로 바닥을 밀어내 엉덩이를 들어 올리고, 그대로 3초간 버틴다.

3 엉덩이를 천천히 내린다. 이때는 엉덩이를 바닥에 닿지 않을 정도로만 내리고 이
   동작을 계속 반복한다.

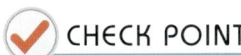
CHECK POINT

손목을 좀 더 편안하
게 움직이려면 손끝을
몸의 바깥 방향으로
틀어도 된다.

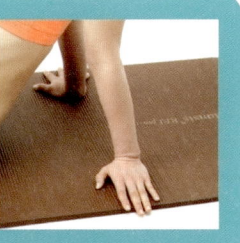

2

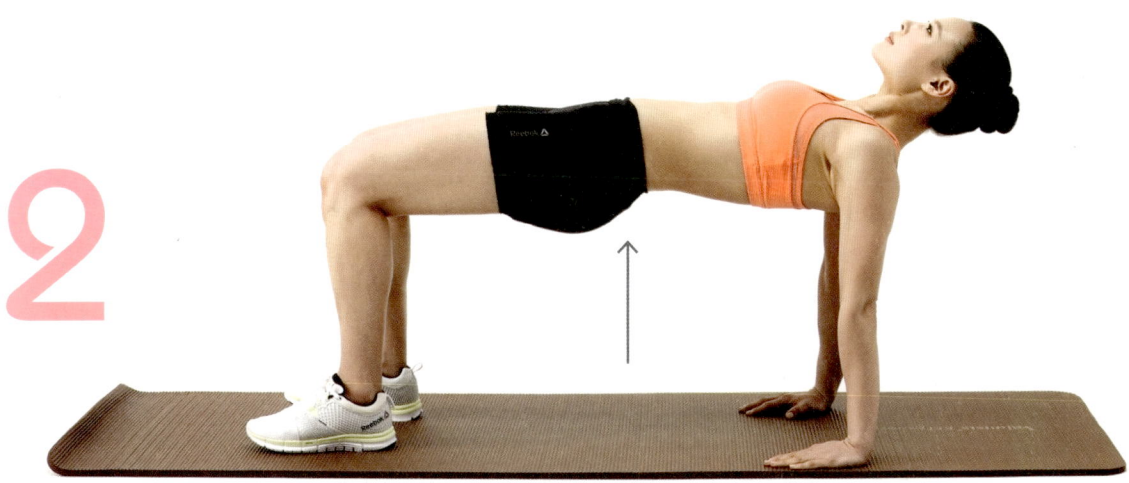

3

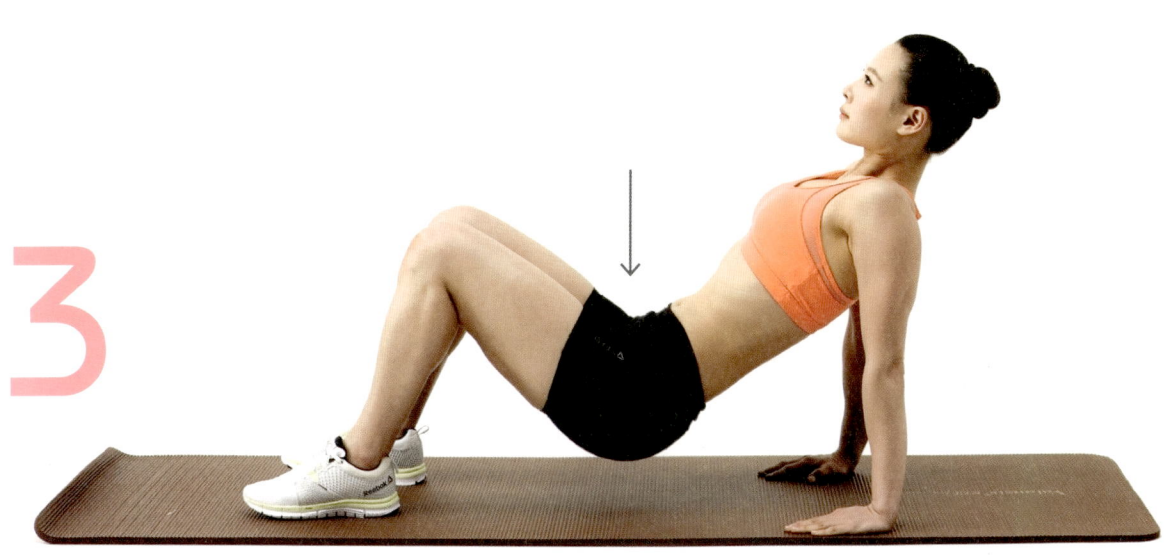

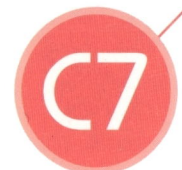

자극 부위 ▶▶▶ 어깨, 가슴, 팔 뒤

푸시업

C7~ C8 동작은 하나의
영상으로 이어집니다.

1 양손과 양 무릎을 바닥에 대고 엎드린다. 양손
은 어깨 너비보다 조금 넓게, 양 무릎은 골반 너
비로 벌리고 양손에 체중을 싣는다.

2 양 팔꿈치를 천천히 구부리고 가슴을 펼치며
상체를 앞쪽 아래로 내린다. 그 다음 양 손바닥
으로 바닥을 밀어내 상체를 들어 올리기를 반
복한다.

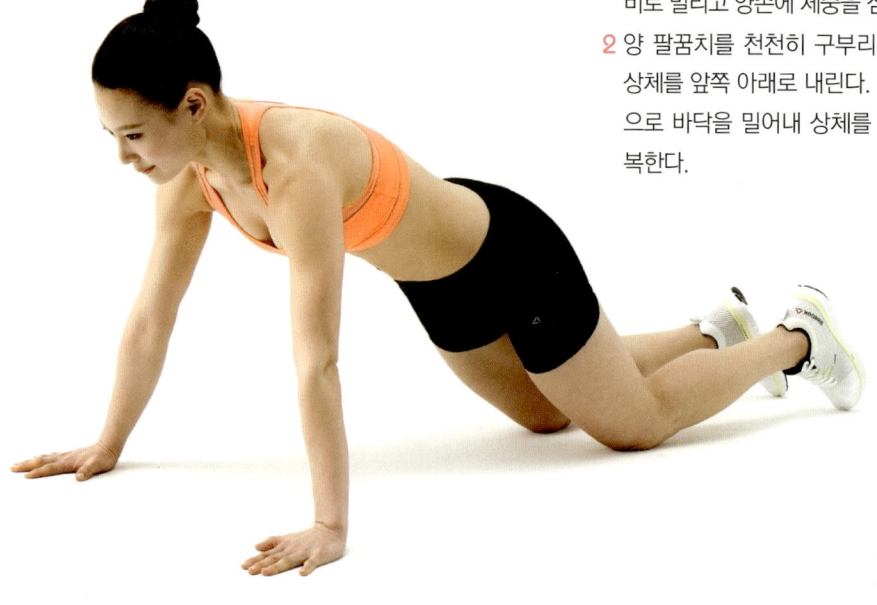

1

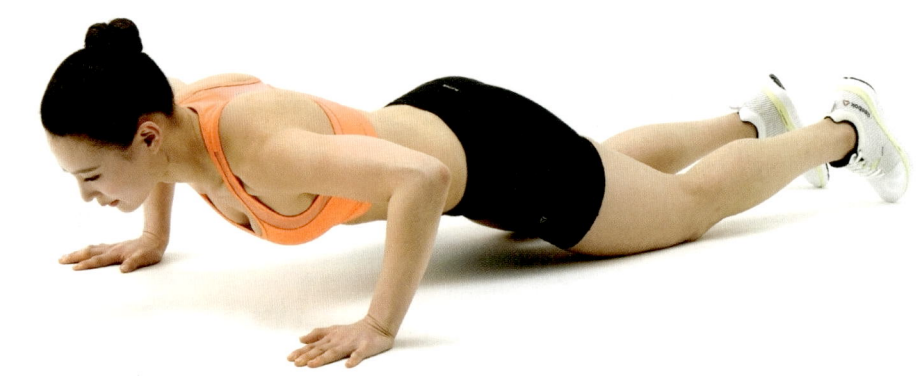

2

 CHECK POINT

동작 중 허리가 굽거나
자세 유지가 어렵다면
무릎을 앞으로 당겨 동
작을 실행한다.

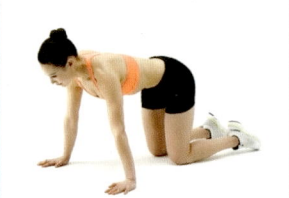 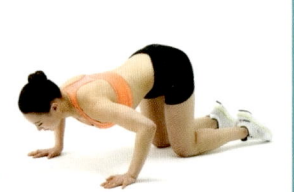

C8

자극 부위 ▶ ▶ ▶ **어깨, 쇄골, 가슴, 복부**

푸시업 어깨 터치

C7~ C8 동작은 하나의
영상으로 이어집니다.

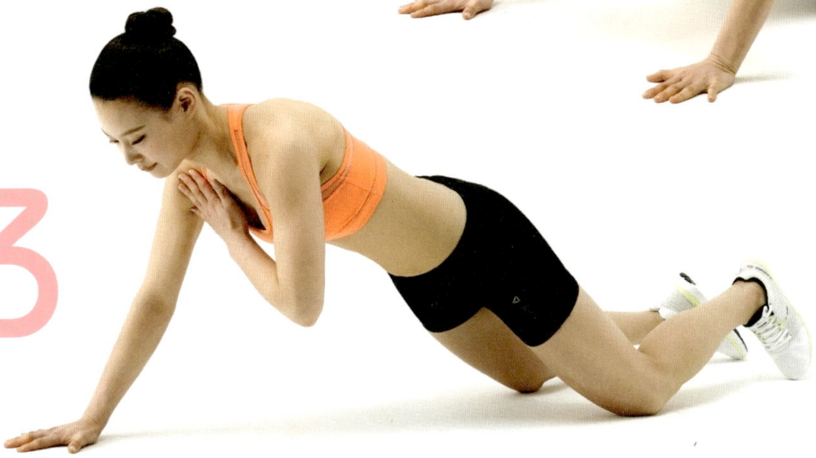

1 양손과 양 무릎을 바닥에 대고 엎드린다. 양손은 어깨 너비보다 넓게,
  양 무릎은 골반 너비로 벌린다.

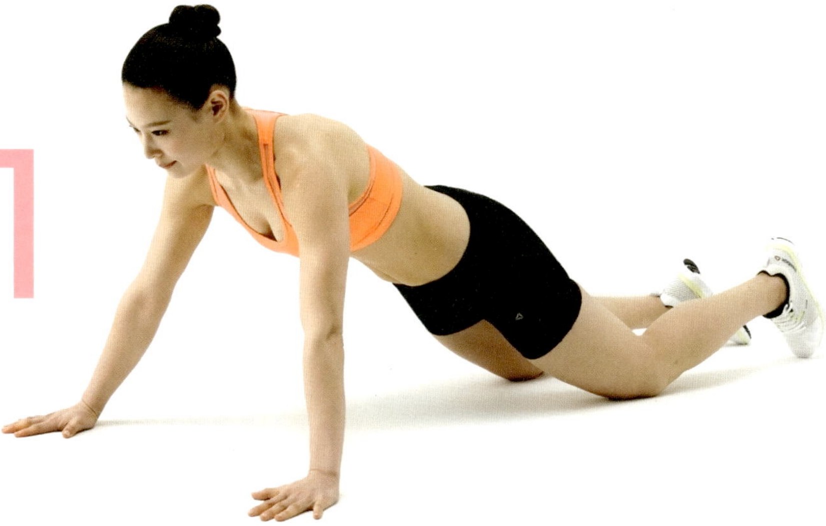

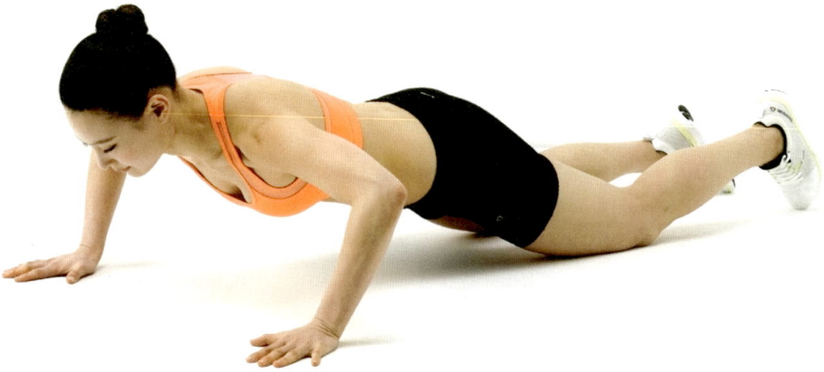

2 양 팔꿈치를 구부려 상체를 내린다. 이때 몸통을 평평하게 만들어 복
  부의 긴장을 유지한다.

3 양 손바닥으로 바닥을 밀어내 상체를 들어 올리고, 동시에 왼손으로 오
  른쪽 어깨를 터치한다. 반대쪽도 실시한다.

✓ CHECK POINT

상체를 내릴 때 어깨는 귀
와 최대한 멀리 떨어뜨리
고, 시선은 자연스럽게 앞
쪽 바닥을 향한다.

T 푸시업

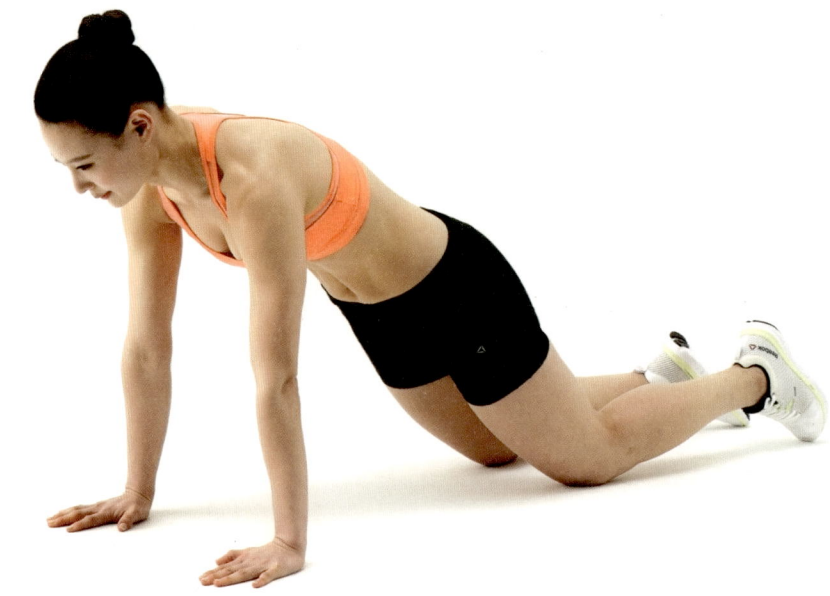

1

2

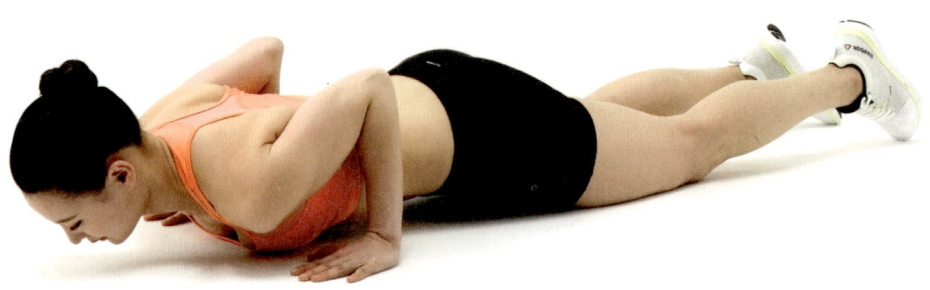

1 양손과 양 무릎을 바닥에 대고 엎드린다. 양손은 어깨 너비, 양 무릎은 골반
  너비로 벌린다.

2 양 팔꿈치를 구부려 상체를 아래로 내린다. 이때 양 팔꿈치는 최대한 몸통에
  붙이고, 가슴이 바닥에 닿기 전까지 내려간다.

3 양 팔꿈치를 구부린 채로 엉덩이를 뒤로 밀어낸다.

4 다시 몸통을 앞으로 밀어낸다.

5 양 손바닥으로 바닥을 밀어내 상체를 들어 올린다. 이때 양 팔꿈치를 펴서
  팔 뒤쪽의 근육을 꽉 조인다.

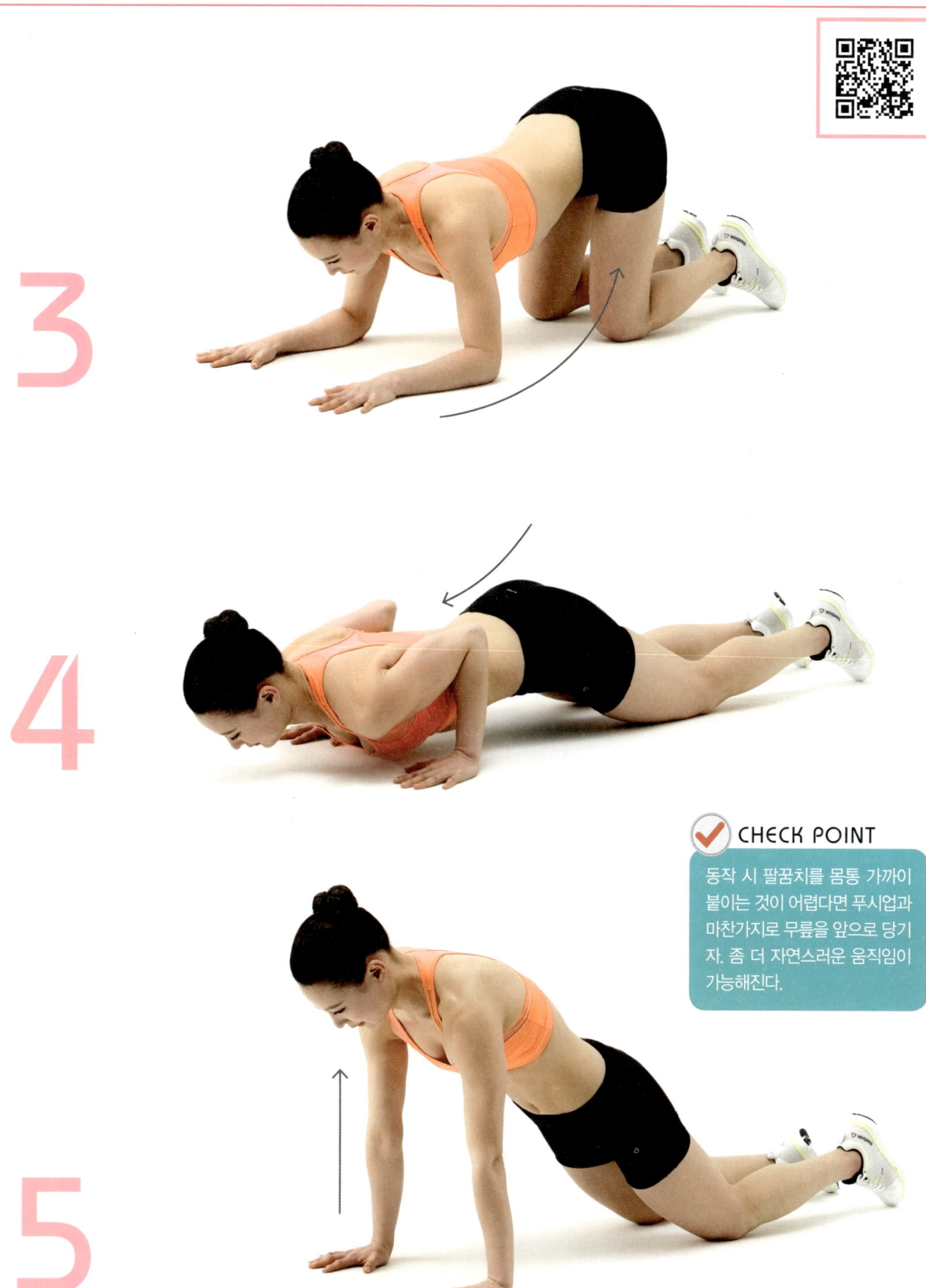

3

4

✅ CHECK POINT

동작 시 팔꿈치를 몸통 가까이
붙이는 것이 어렵다면 푸시업과
마찬가지로 무릎을 앞으로 당기
자. 좀 더 자연스러운 움직임이
가능해진다.

5

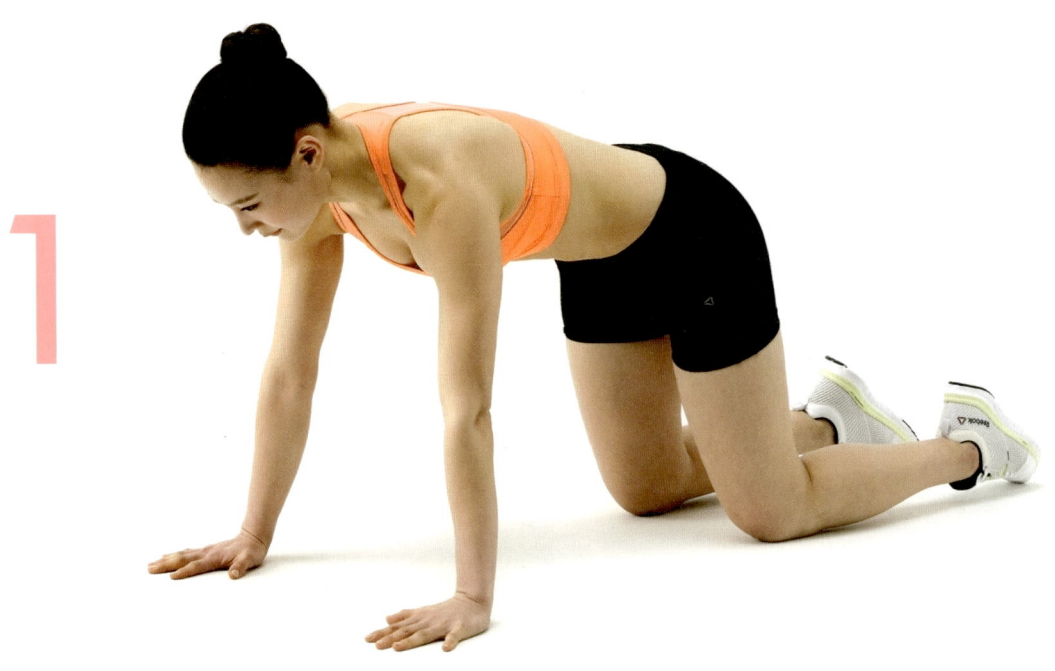

1 양손과 양 무릎을 바닥에 대고 엎드린다. 양손은
  어깨 너비, 양 무릎은 골반 너비로 벌린다.
2 바닥에서 양 무릎을 떼고 엉덩이를 최대한 높이
  들어 올린다. 이때 뒤꿈치는 바닥에서 살짝 떨어
  뜨려도 되고, 무릎은 구부려도 된다. 단, 등은 평
  평하게 하고 가슴과 어깨는 활짝 편다.

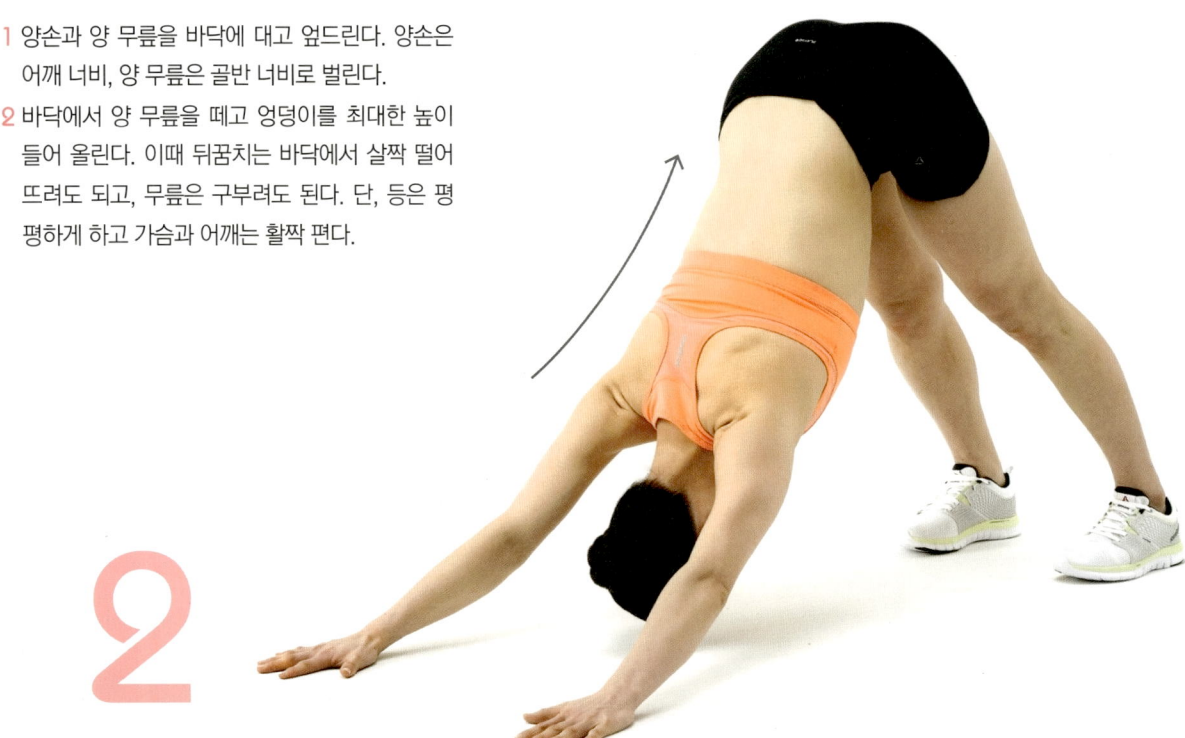

3

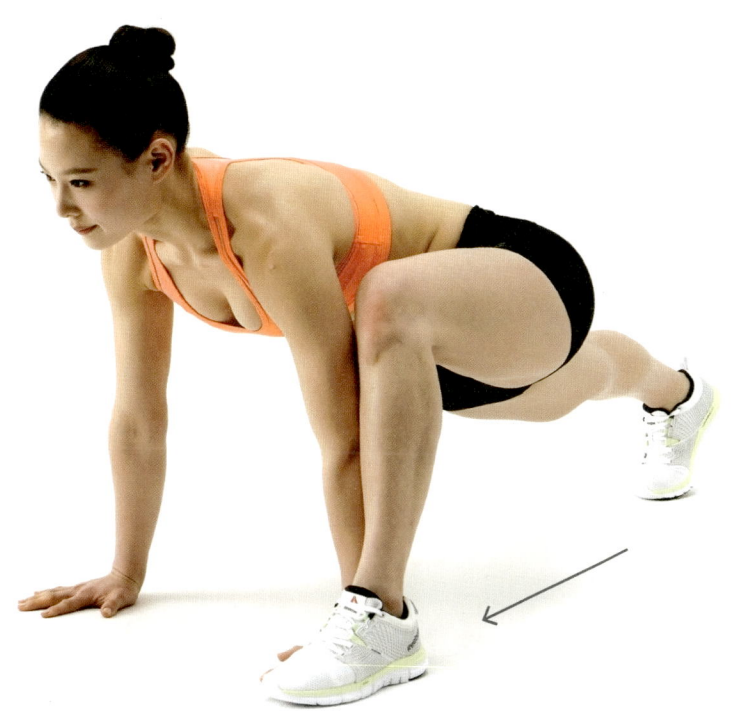

3 왼발을 앞으로 가져와 왼손 옆의 바닥을 딛는다.
  이때 엉덩이의 높이는 낮추고, 고개는 들어 정면
  을 바라본다.

4 2번 다운 독 자세로 돌아간 뒤 반대쪽도 실시한다.

4

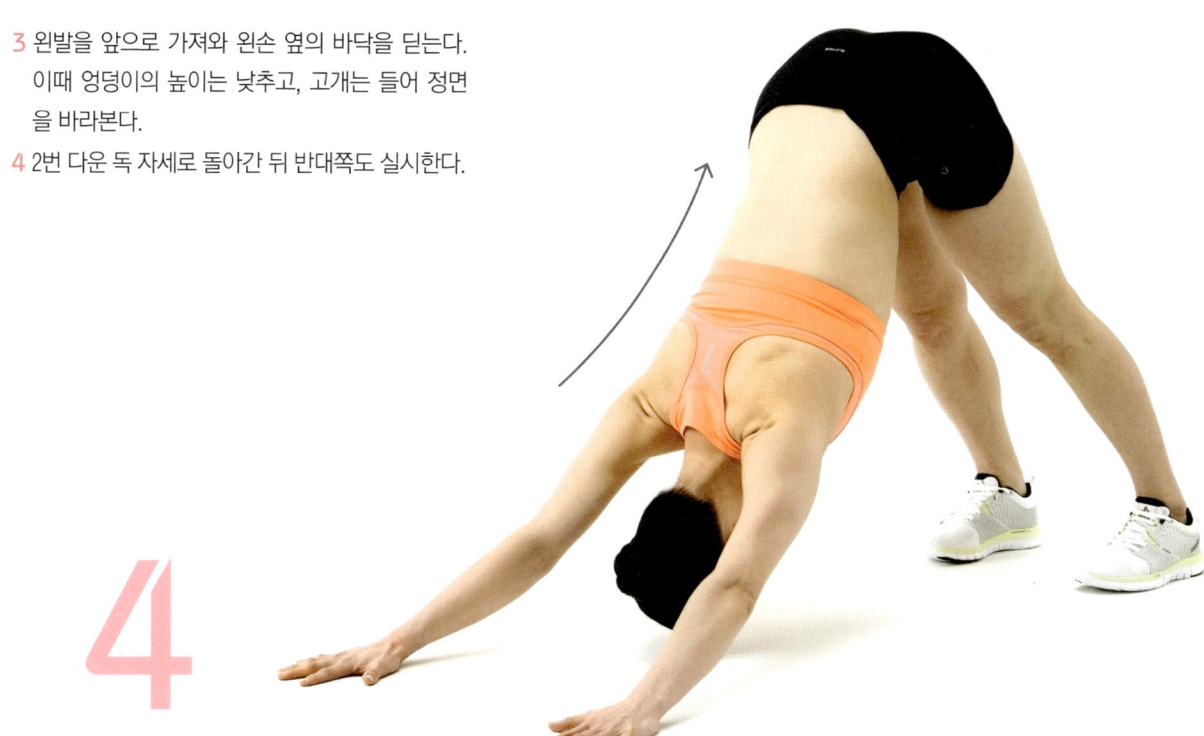

자극 부위 ▶▶▶ 어깨, 팔 뒤, 복부

C11 엎드려 한팔 어깨 터치

1

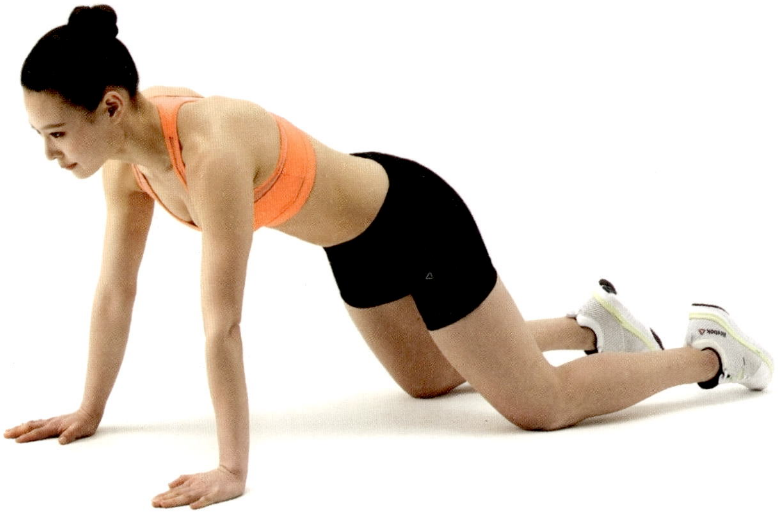

2

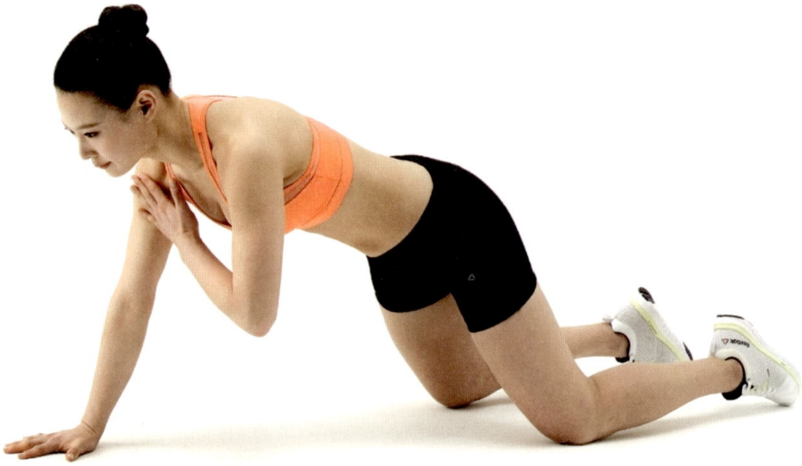

1 양손과 양 무릎을 바닥에 대고 엎드린다. 양손은 어깨 너비, 양 무릎은 골반 너비로 벌리고 양손에 체중을 싣는다.

2 왼손으로 오른쪽 어깨를 터치한 채로 3초간 버틴다. 반대쪽도 실시한다.

🔺 **LEVEL UP!**

C11-1 엎드려 한팔 어깨 터치 II

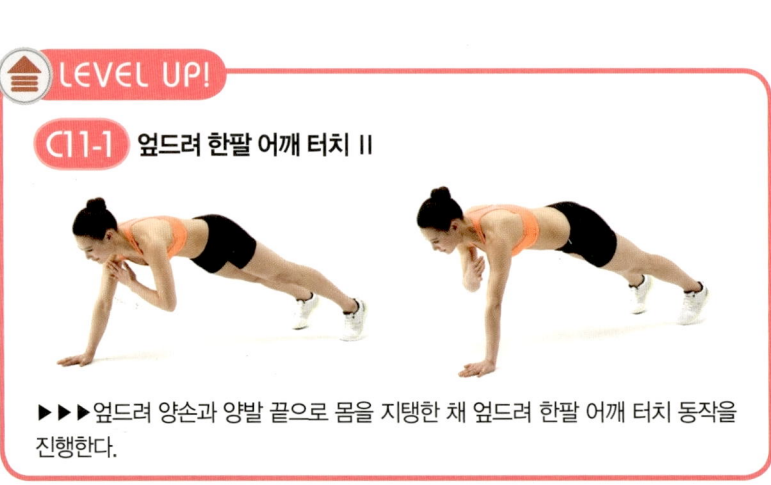

▶▶▶엎드려 양손과 양발 끝으로 몸을 지탱한 채 엎드려 한팔 어깨 터치 동작을 진행한다.

1

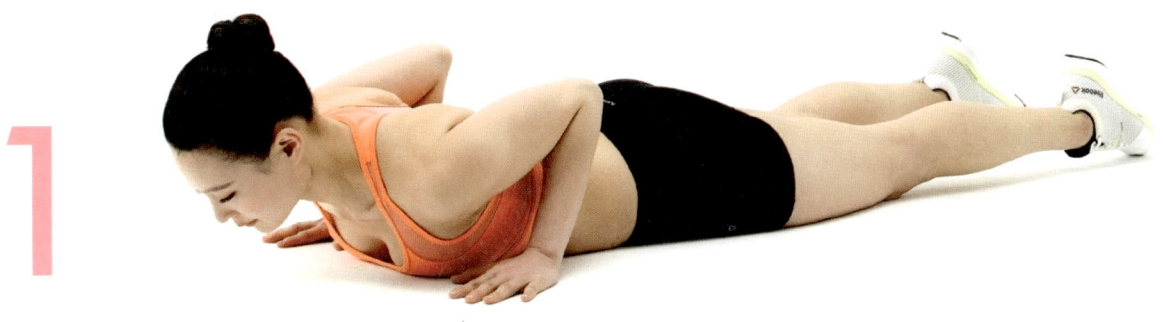

2

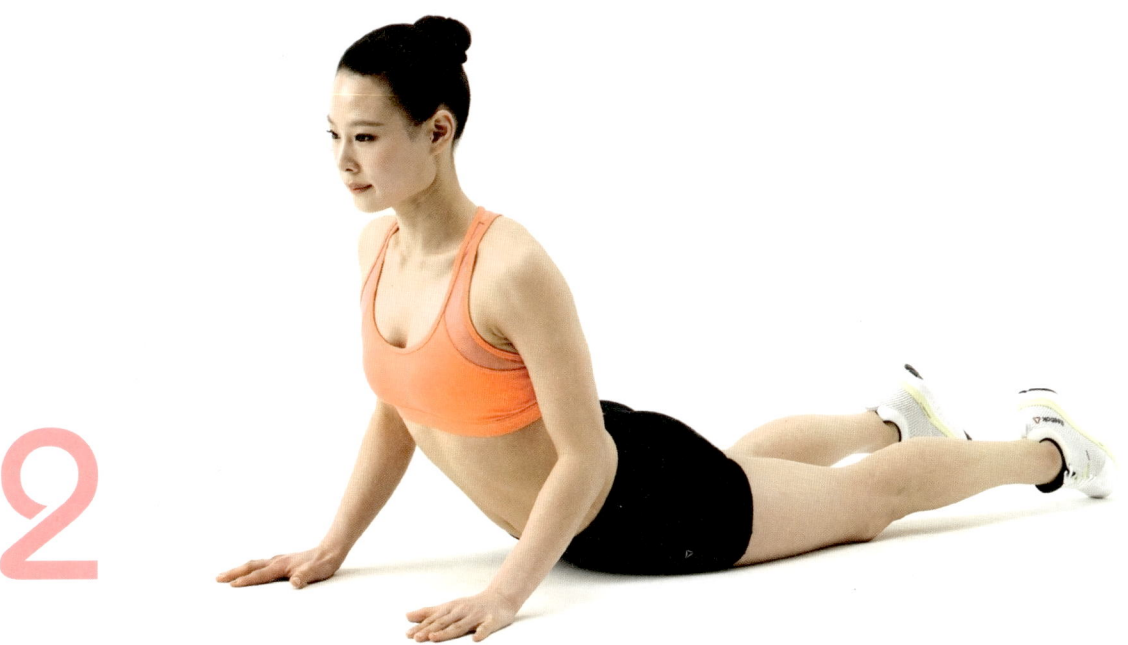

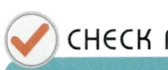

1 바닥에 엎드려 양손은 가슴 옆 바닥을 짚고, 양 팔꿈치는 몸통에 붙인 뒤
  양발은 골반 너비로 벌린다.
2 양 손바닥으로 바닥을 밀어내 상체를 들어 올린다. 이때 몸통은 자연스
  럽게 아치 형태가 만들어진다. 그 다음 상체를 천천히 내린다.

✔ CHECK POINT
허리는 아치 형태를 유지하
고, 팔 뒤 근육으로 몸통을
밀어 올리는 듯한 느낌을
받아야 한다.

C13

자극 부위 ▶▶▶ 어깨 앞, 쇄골, 팔 뒤, 복부

엎드려 팔 · 다리 이동하기

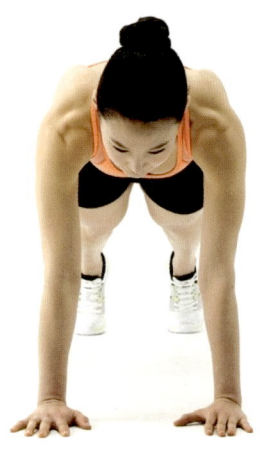

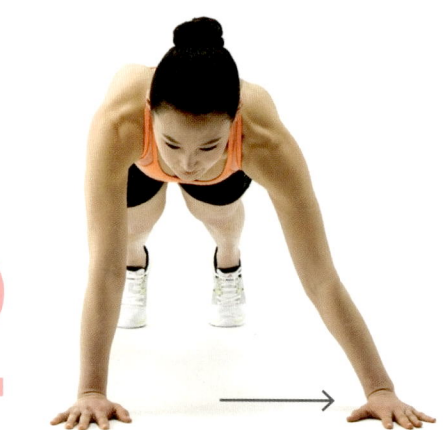

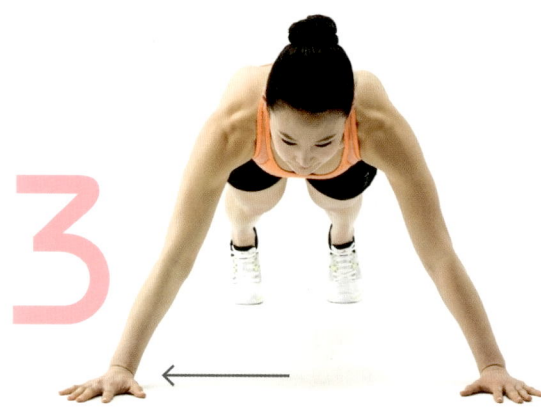

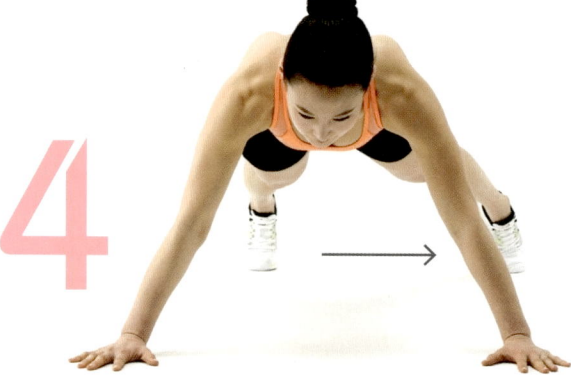

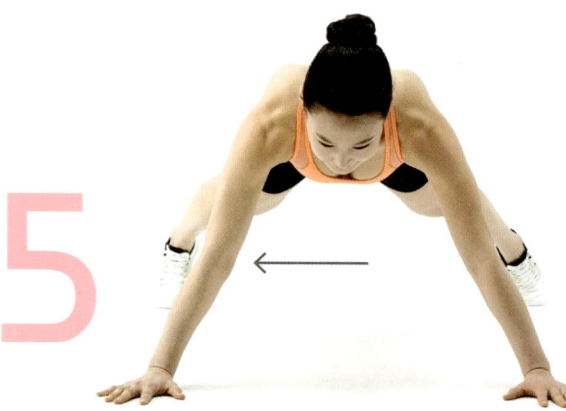

1 바닥에 엎드려 양손은 어깨 너비, 양발은 골반 너비로 벌린다. 등과 엉덩이의 높이를 맞춘다.

2 왼손을 바깥쪽으로 이동한다.

3 오른손도 바깥쪽으로 이동한다.

4 왼발을 바깥쪽으로 이동한다.

5 오른발도 바깥쪽으로 이동한다. 반대 순서로 제자리로 돌아온다.

 CHECK POINT

손, 손, 발, 발 순서로 이동하고, 움직일 때마다 숨을 후~ 내쉰다. 돌아올 때는 반대 순서로 진행한다.

마운틴 클라이머

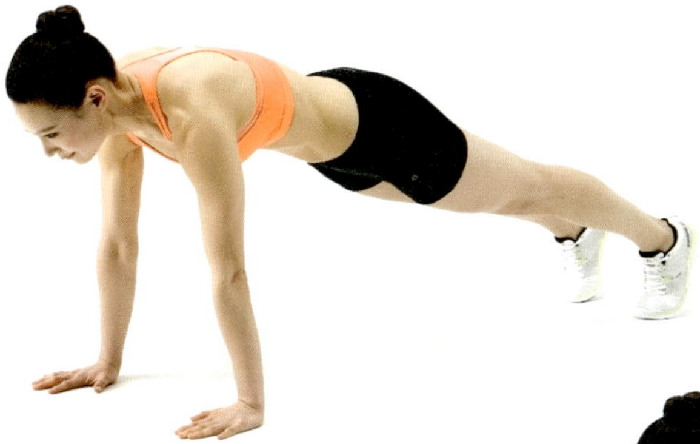

1

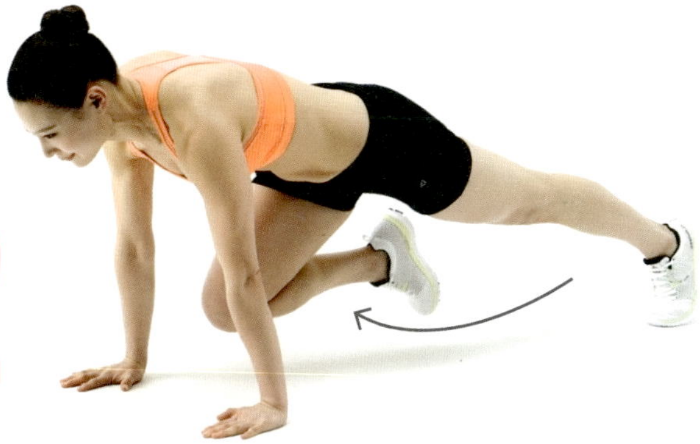

2

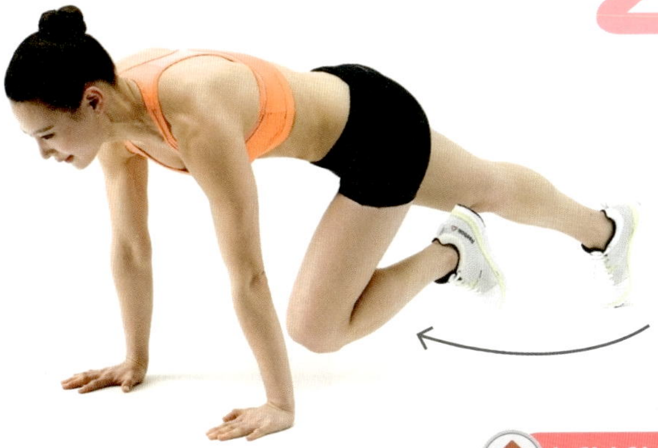

✓ **CHECK POINT**

양 손바닥에 체중을 실어서 다리의 움직임을 자연스럽게 만든다. 팔꿈치는 항상 살짝 구부려야 손목의 부담을 덜 수 있다.

1 바닥에 엎드려 양손은 어깨 너비, 양발은 골반 너비로 벌린다. 등과 엉덩이의 높이를 맞춘다.

2 양 무릎을 번갈아 가슴 쪽으로 끌어 당기고 밀어낸다. 동작이 익숙해지면 속도를 높인다.

🔺 **LEVEL UP!**

C14-1 마운틴 클라이머 II

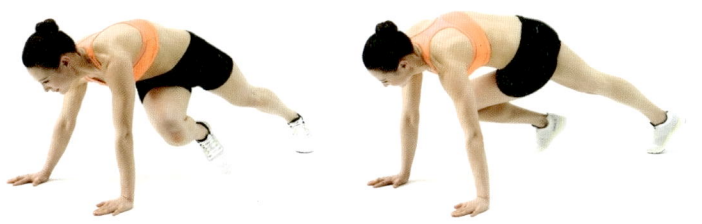

▶▶▶양 무릎을 번갈아 반대편 가슴 쪽으로 끌어 당기고 밀어낸다. 동시에 가볍게 점프하면서 반대쪽 발끝으로 양발 중앙 바닥을 터치한다. 박자에 맞춰 뛰듯이 동작하고, 익숙해지면 속도를 높인다.

D

몸

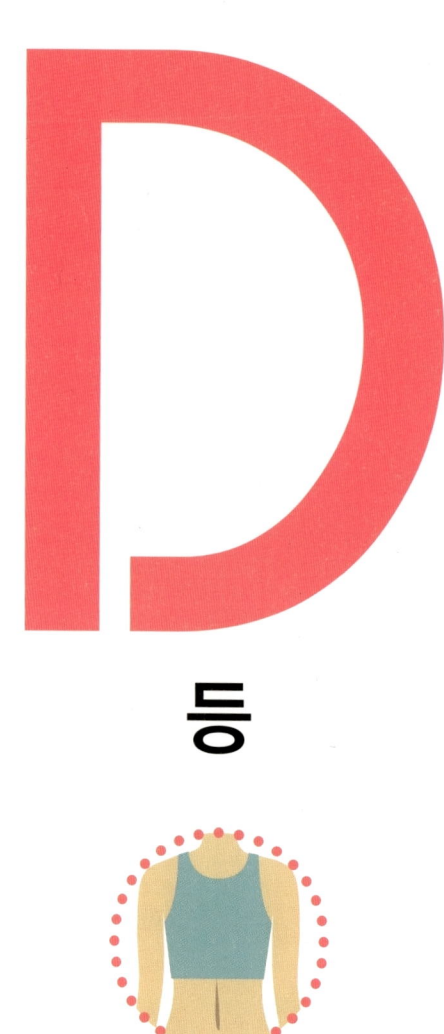

자극 부위 ▶▶▶ 어깨, 가슴, 등, 허리, 엉덩이, 허벅지 뒤

엉덩이 뒤로 빼며 상체 숙이기

D1~ D2 동작은 하나의
영상으로 이어집니다.

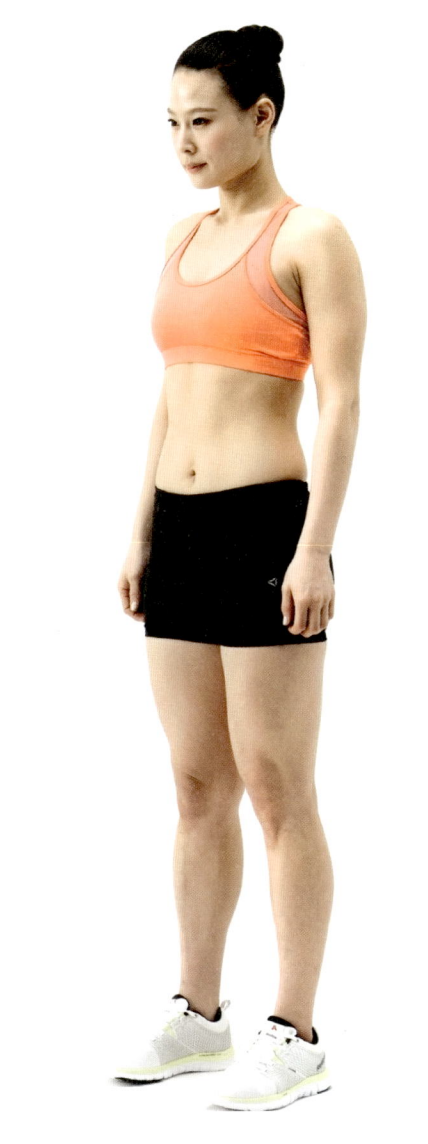

1

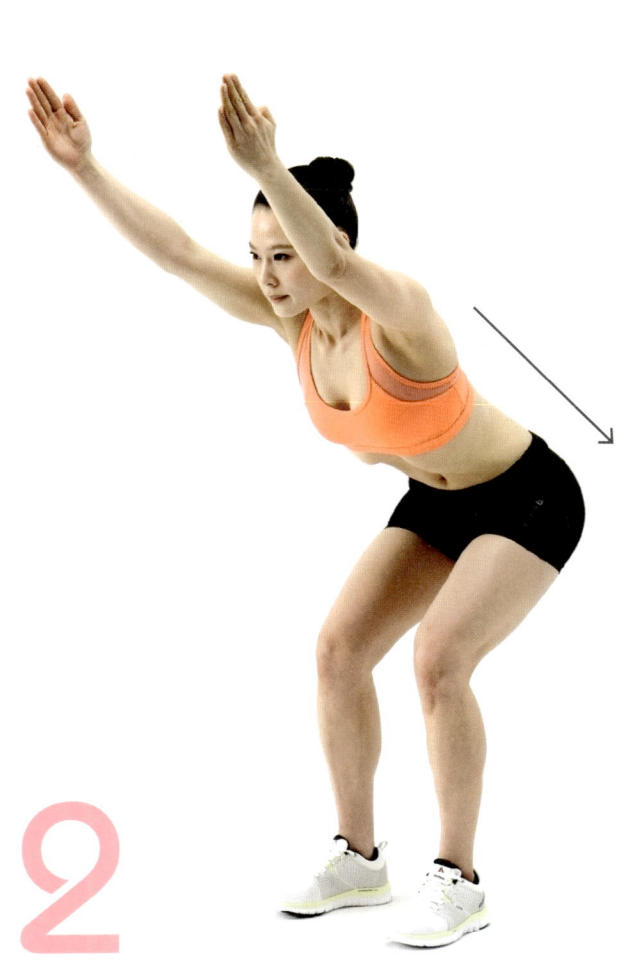

2

1 양발은 골반 너비로 벌리고, 양팔은 자연스럽게 내린 뒤 바른 자세로 선다.

2 엉덩이를 뒤로 밀면서 동시에 양팔은 위로 뻗는다. 이때 무릎을 살짝 구부
려 허리와 허벅지 뒤쪽 근육의 긴장을 유지한다. 그 다음 천천히 엉덩이를
들어 올린다.

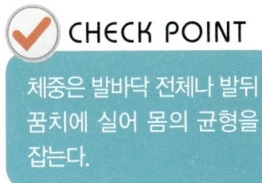

✓ CHECK POINT

체중은 발바닥 전체나 발뒤
꿈치에 실어 몸의 균형을
잡는다.

한발 펴고 엉덩이 뒤로 빼기

D1~ D2 동작은 하나의
영상으로 이어집니다.

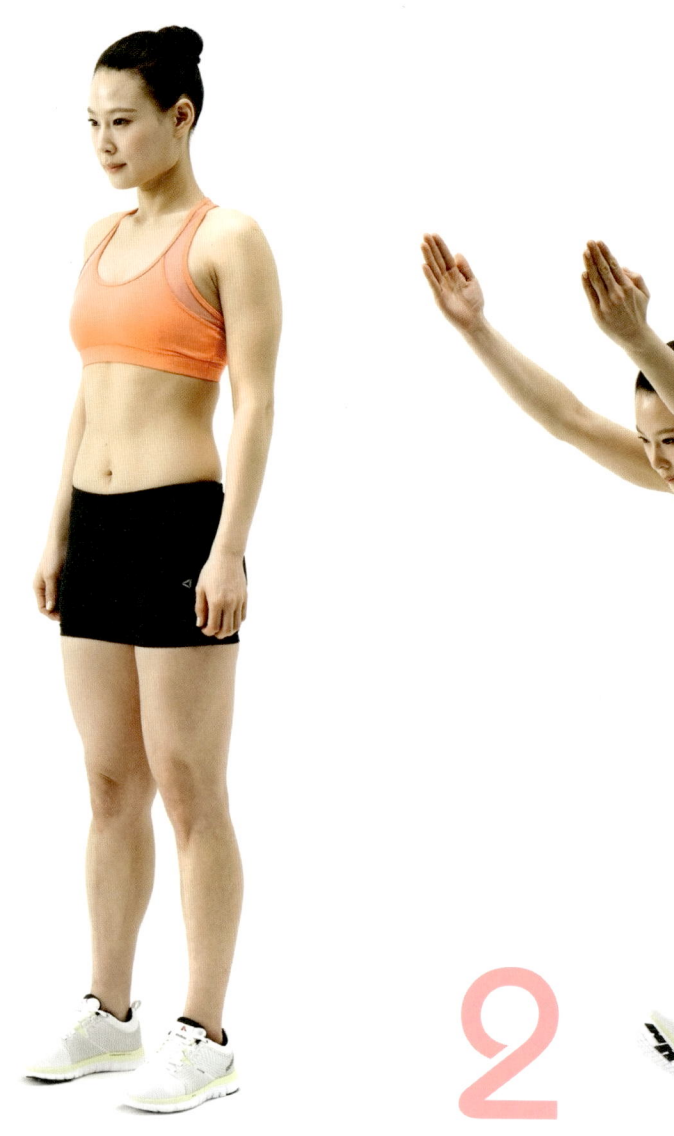

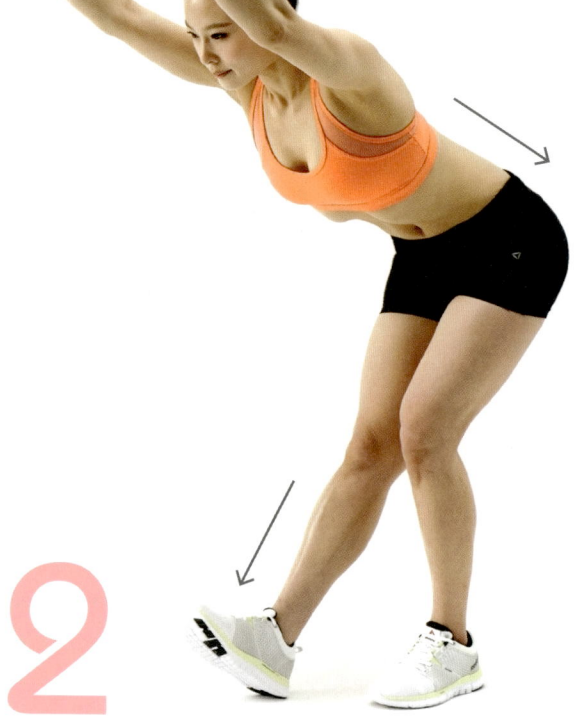

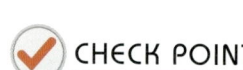

1 양발은 골반 너비로 벌리고, 양팔은 자연스럽게 내린 뒤 바른 자세로 선다.
2 오른발을 앞으로 내밀어 뒤꿈치로 바닥을 딛고, 동시에 엉덩이를 뒤로 밀
   면서 양팔을 위로 뻗는다. 이때 왼쪽 무릎은 살짝 구부린다. 그 다음 무릎을
   펴면서 엉덩이를 들고 바로 선다. 반대쪽도 실시한다.

✅ CHECK POINT

체중은 뒷다리에 싣고, 허
리는 평평하게 편 상태로
동작을 진행한다. 펴고 있
는 다리의 허벅지 뒤쪽이
늘어나는지 확인하자.

D3

자극 부위 ▶▶▶ 어깨 뒤, 등 중앙, 복부

날개뼈 펼치고 모으기

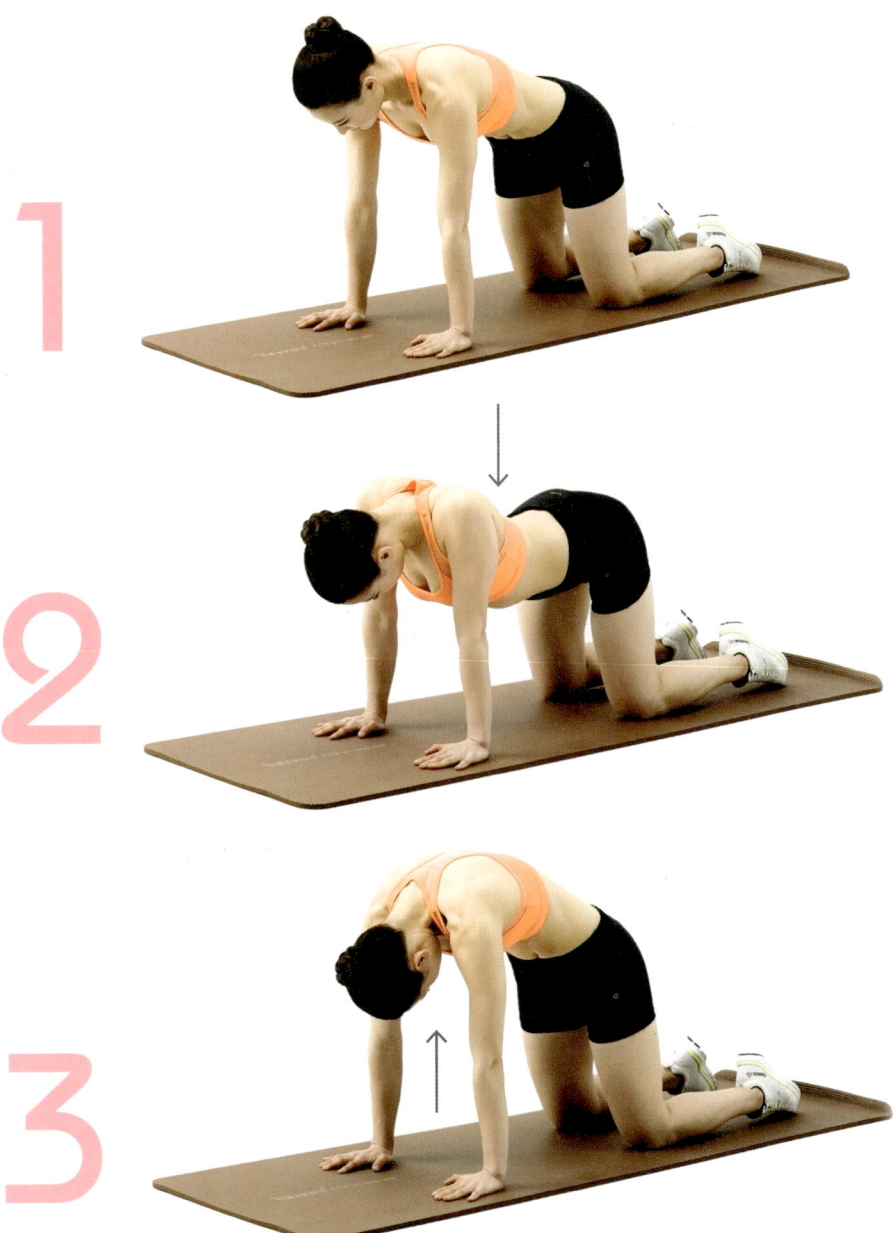

1 양손과 양 무릎을 바닥에 대고 엎드린다. 양손은 어깨 너비, 양 무릎은 골반 너비로 벌린다.

2 어깨를 아래로 축 늘어뜨려 날개뼈를 모은다는 느낌으로 등 뒤를 조인다. 이때 허리는 자연스럽게 아치 형태가 된다.

3 날개뼈 사이를 쫙 펼치는 느낌으로 등을 위로 올려 둥글게 만든다.

✅ **CHECK POINT**

날개뼈 사이를 펼칠 때는 고개를 숙여 최대한 몸을 둥글게 만든다. 날개뼈 사이를 모을 때는 어깨와 귀를 멀어지게 해 목을 편안하게 만든다.

엎드려 한팔 버티기

D4~ D5 동작은 하나의
영상으로 이어집니다.

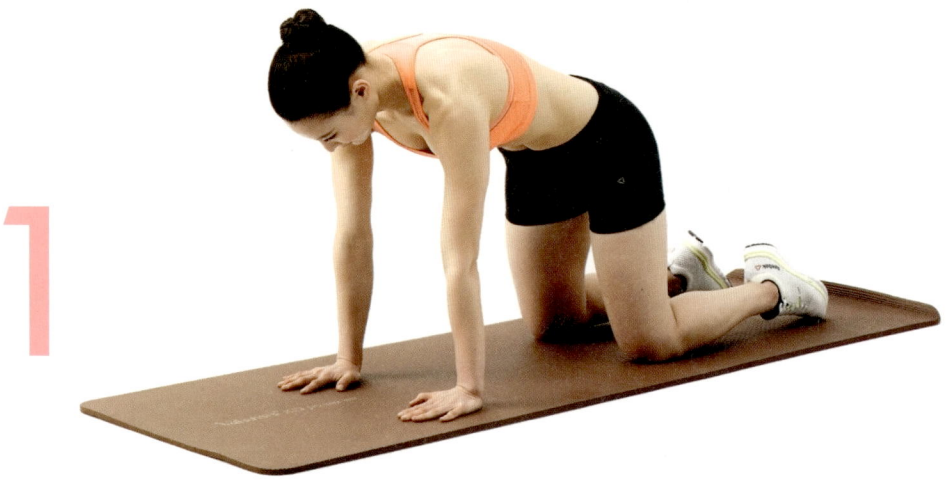

1

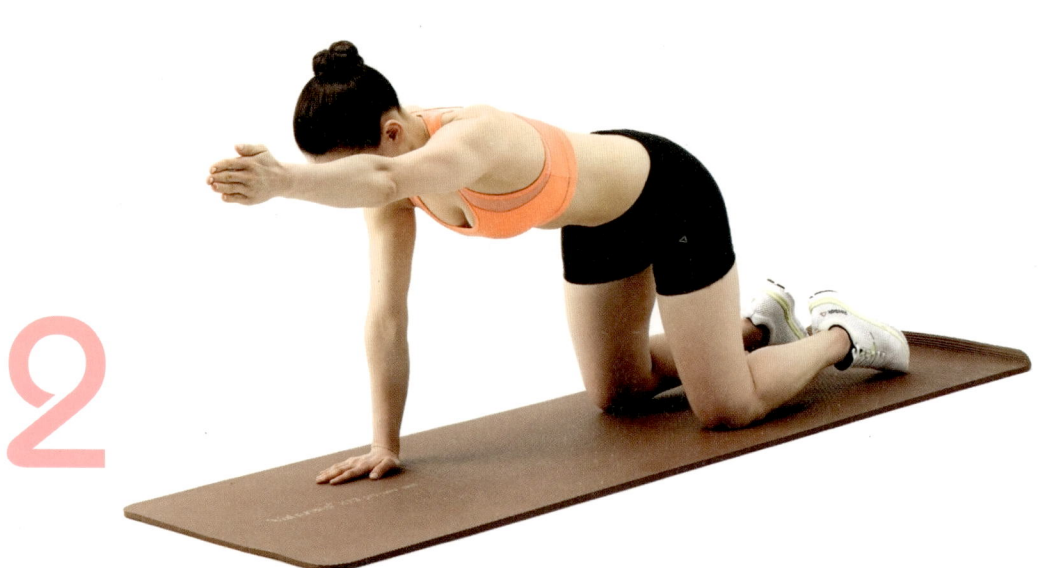

2

1 양손과 양 무릎을 바닥에 대고 엎드린다. 양손은 어깨 너비, 양 무릎은
골반 너비로 벌린다.

2 왼팔을 어깨 높이만큼 들어 올려 앞으로 뻗고, 호흡하며 10초간 버틴
다. 반대쪽도 실시한다.

D5 엎드려 날개뼈 밀고 당기기

D4~ D5 동작은 하나의
영상으로 이어집니다.

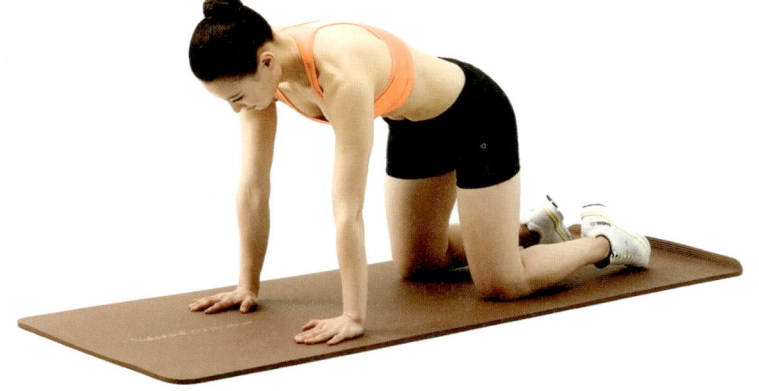

1. 양손과 양 무릎을 바닥에 대고 엎드린다. 양손은 어깨 너비, 양 무릎은 골반 너비로 벌린다.

2. 호흡을 들이마시며 왼팔을 어깨 높이만큼 들어 앞으로 뻗는다.

3. 호흡을 내쉬며 팔꿈치를 뒤로 힘껏 당겨 날개뼈를 조인다. 팔을 앞으로 뻗고 당기는 동작을 10회 반복한 후 팔을 내린다. 반대쪽도 실시한다.

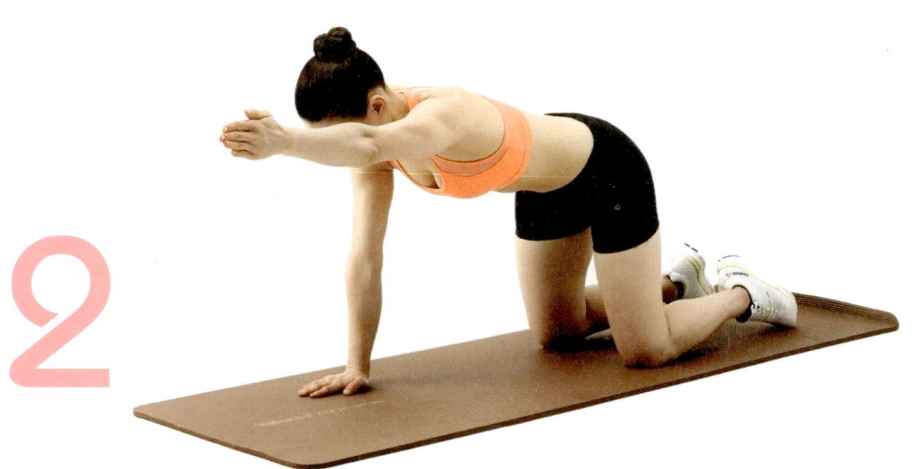

 CHECK POINT

팔의 높이는 각자의 가슴과 어깨 근육 유연성에 따라 달라진다. 몸통을 단단히 조여 평평한 등을 유지할 수 있는 팔의 높이를 선택하자.

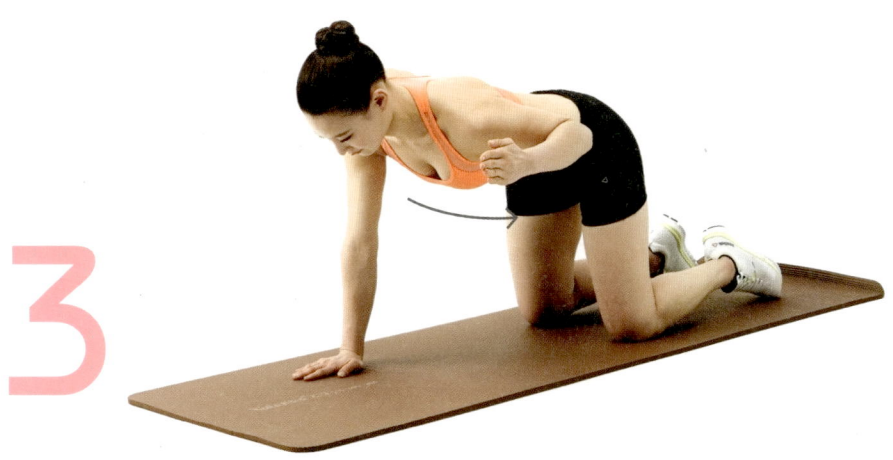

자극 부위 ▶▶▶ 어깨 뒤, 등, 복부, 엉덩이, 허벅지 뒤

팔 · 다리 교차 당기기

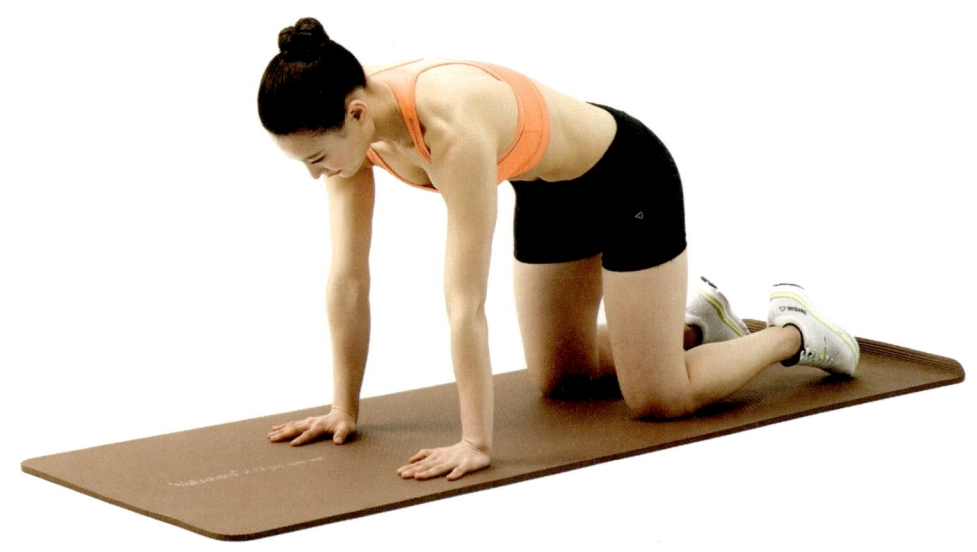

1

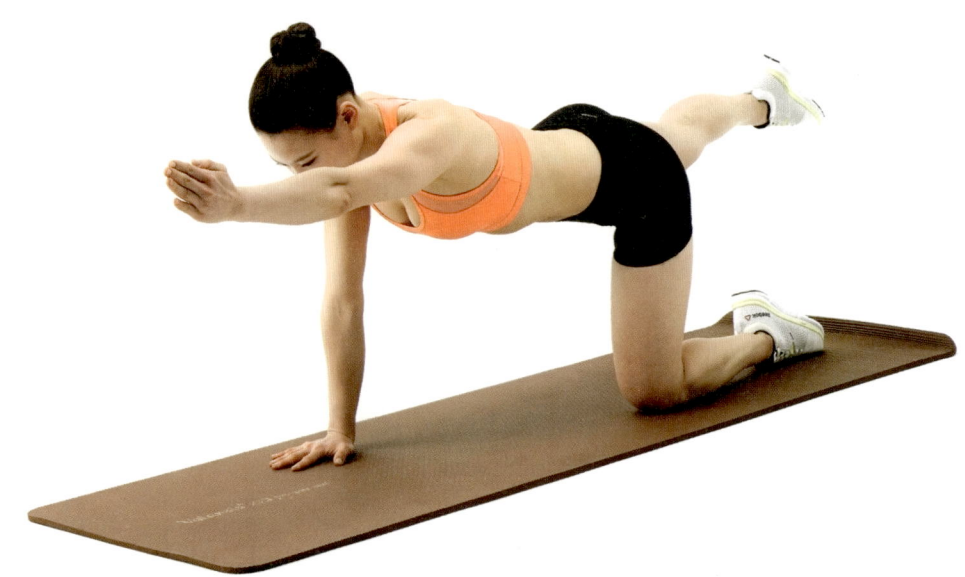

2

1 양손과 양 무릎을 바닥에 대고 엎드린다. 양손은 어깨 너비, 양 무릎은
 골반 너비로 벌린다.

2 왼팔과 오른쪽 다리를 어깨 높이만큼 들어 올린다.

3 뻗은 팔과 다리를 구부려 복부 아래에서 서로 닿게 한다. 이때 호흡을
 내쉬며 복부를 수축시키고, 몸은 둥글게 만다.

4 구부린 팔과 다리를 편다. 반대쪽도 실시한다.

3

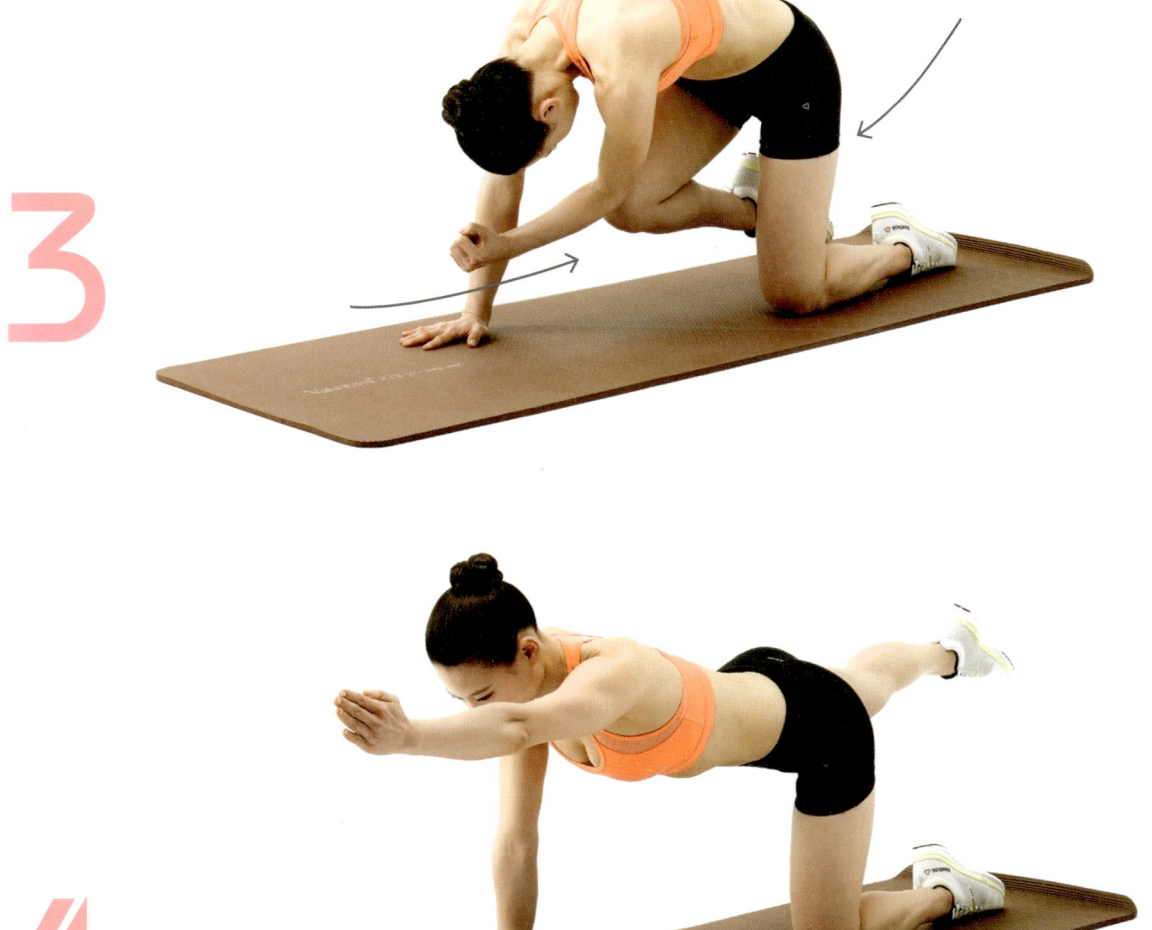

4

✔ CHECK POINT

동작 내내 몸의 균형이 흐트러지지 않게 주의한다. 팔과 다리를 당길 때는 몸통이 먼저 웅크려져야 하며, 팔과 다리를 구부리고 펼 때는 속도를 같게 해야 균형을 잡을 수 있다.

상체 들어 올리기

D7~ D8 동작은 하나의
영상으로 이어집니다.

1

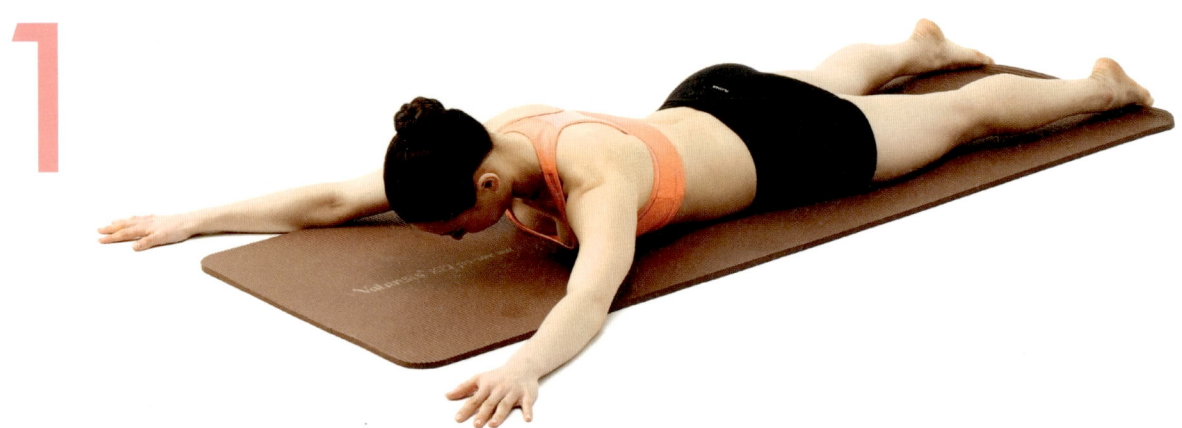

2

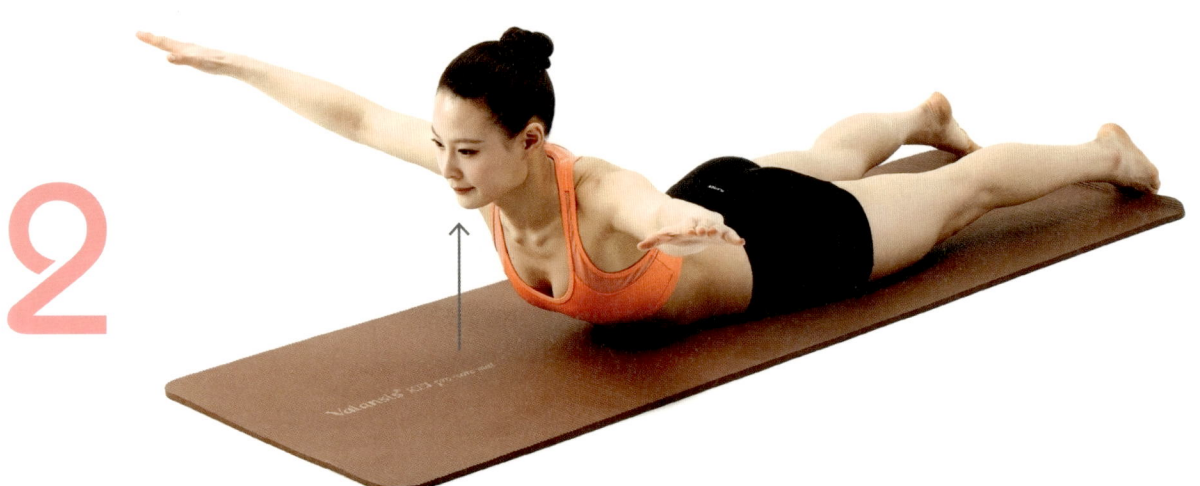

1 바닥에 엎드려 눕는다. 양팔과 양발은 X자로 뻗는다.

2 호흡을 들이마시며 상체를 들어 올린다. 발등으로 바닥을 꼭 눌러
  지탱하고, 시선은 앞쪽 바닥을 본다. 그 다음 호흡을 내쉬며 상체
  를 천천히 내린다.

자극 부위 ▶▶▶ 허리, 엉덩이, 허벅지 뒤 · 안

D8 상 · 하체 들어 올리기

D7~ D8 동작은 하나의
영상으로 이어집니다.

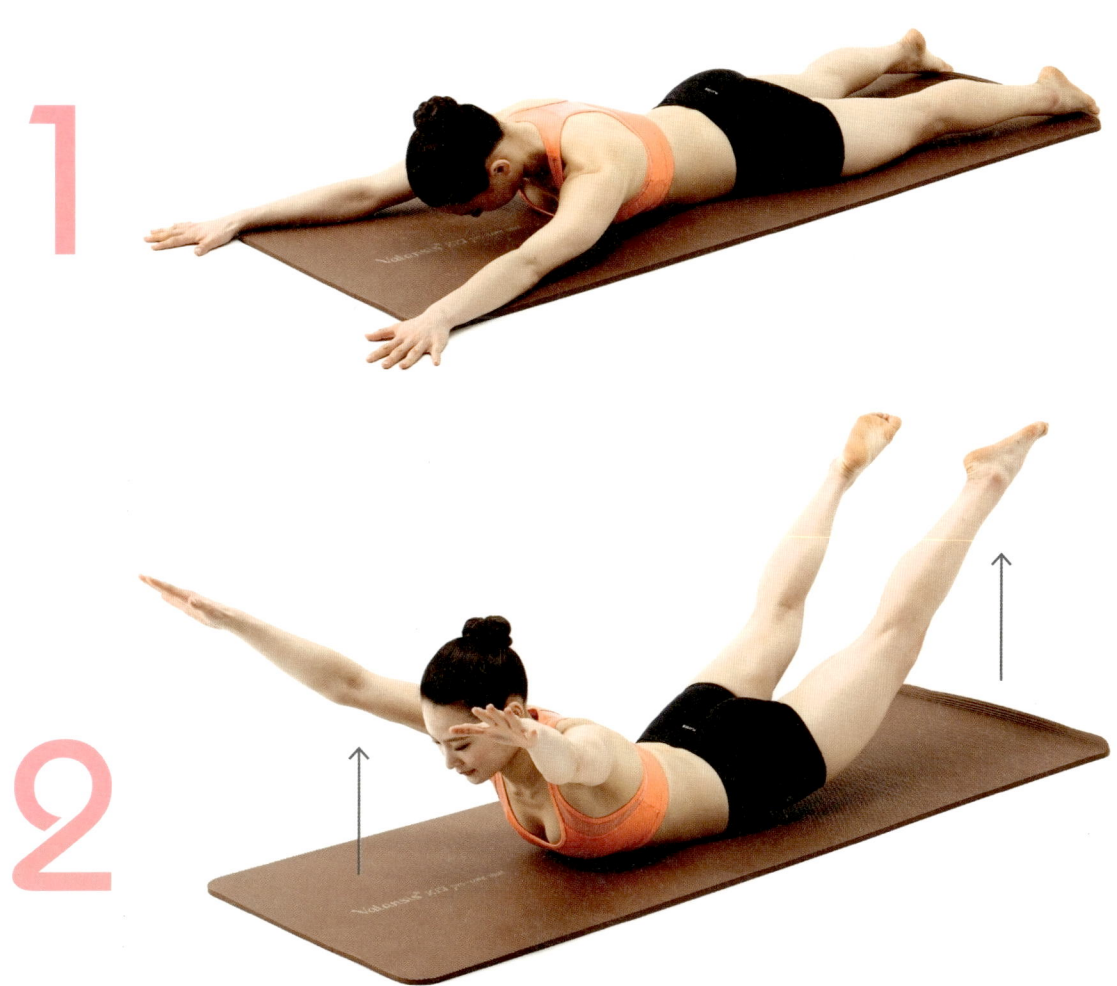

1 바닥에 엎드려 눕는다. 양팔과 양발을 X자로 뻗는다.

2 호흡을 들이마시며 상 · 하체를 동시에 천천히 들어 올린다.
이때 양 무릎은 최대한 펴서 엉덩이와 허벅지의 긴장을 유
지한다. 그 다음 호흡을 내쉬며 상 · 하체를 천천히 내린다.

✔ CHECK POINT

바닥에서 몸을 얼마나 띄울 수 있는
지는 중요하지 않다. 허리, 엉덩이, 허
벅지 뒤쪽의 수축과 긴장을 유지할
수 있다면 어떤 높이도 상관없다.

자극 부위 ▶ ▶ ▶ 날개뼈 바깥, 허리, 엉덩이, 허벅지 뒤

하체 들어 올리기

D9~ D10 동작은 하나의
영상으로 이어집니다.

1

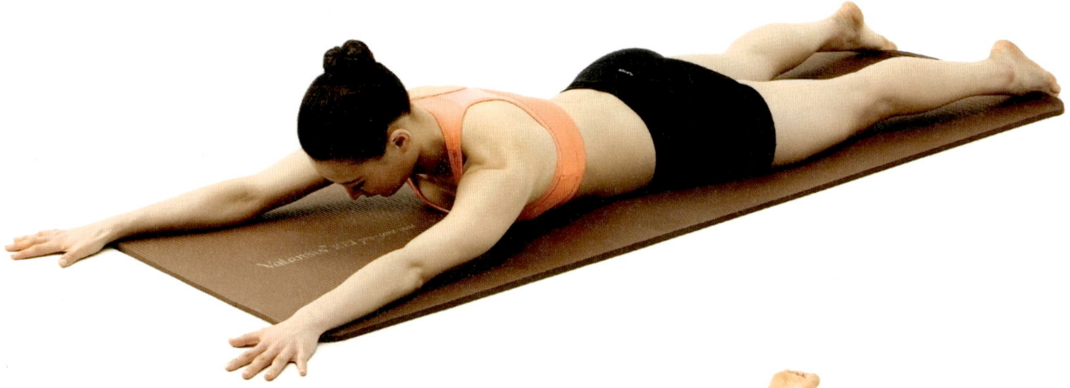

2

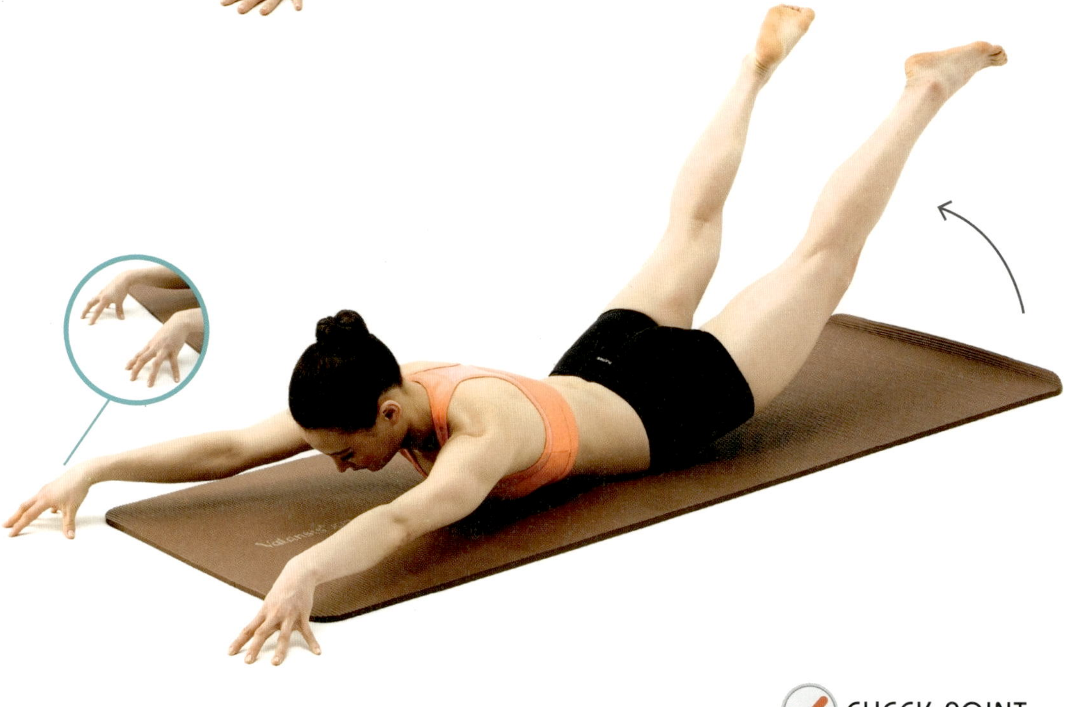

1 바닥에 엎드려 눕는다. 양팔과 양발을 X자로 뻗는다.
2 열손가락을 세워 바닥을 짚고, 허리와 등, 엉덩이에 힘을 주면서
  다리를 들어 올린다. 그 다음 천천히 하체를 내린다.

✔ CHECK POINT

가슴과 배는 바닥에 밀착시키
고, 허벅지 앞쪽부터 다리를
들어 올린다. 반동이 아닌 허
리와 엉덩이 수축만을 이용해
들어 올리자.

자극 부위 ▶ ▶ ▶ 날개뼈 바깥, 허리, 엉덩이, 허벅지 뒤 · 안

다리 들어 발날 박수

D9~ D10 동작은 하나의
영상으로 이어집니다.

1

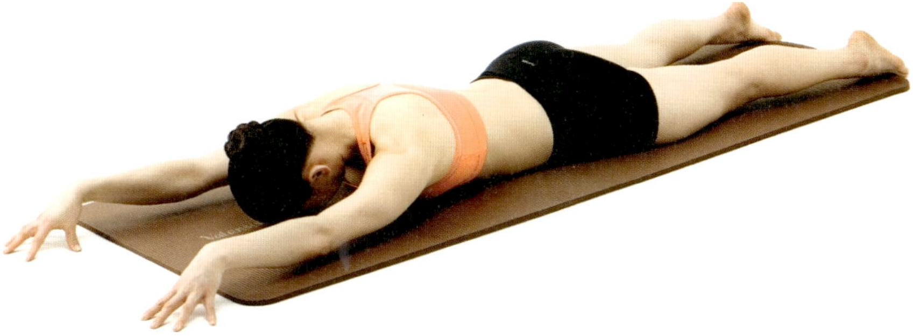

2

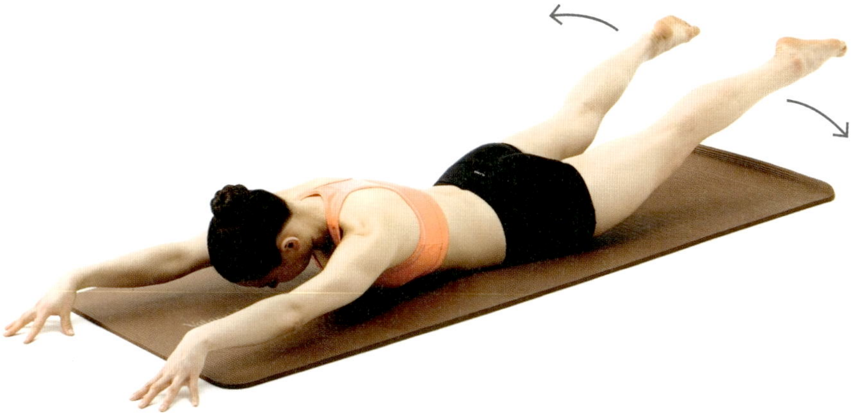

3

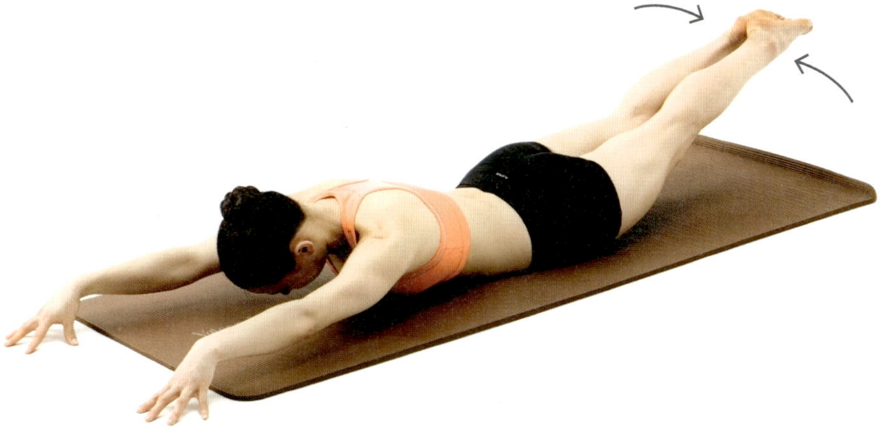

1 바닥에 엎드려 눕는다. 양팔과 양발은 X자로 뻗고, 열손가락을 세워
  바닥을 짚는다.
2 허리와 등, 엉덩이에 힘을 주며 다리를 들어 올린다.
3 발날로 박수를 10회 친다. 박수를 칠 때마다 호흡을 내쉰다.

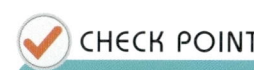 **CHECK POINT**

발날 박수를 칠 때 무릎은
최대한 펴고, 동작 내내 엉
덩이와 허벅지 안쪽에 긴장
을 유지해야 한다.

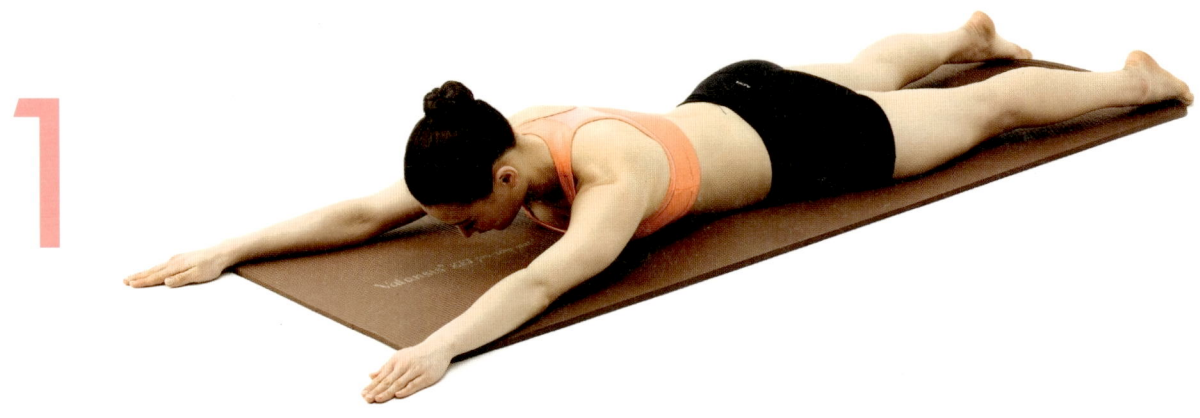

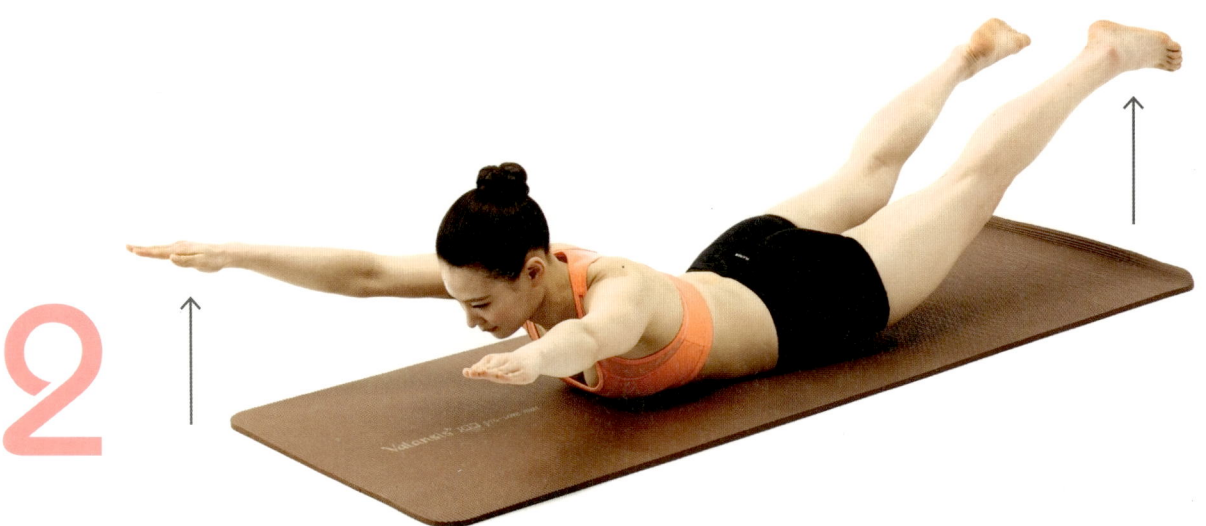

1 바닥에 엎드려 눕는다. 양팔과 양발을 X자로 뻗는다.

2 호흡을 들이마시며 상·하체를 동시에 천천히 들어 올린다.
  이때 시선은 앞쪽 바닥을 바라본다.

3 호흡을 내쉬며 양 팔꿈치를 뒤로 끌어 당긴다.

4 호흡을 들이마시며 양팔을 앞으로 뻗는다. 3~4번 동작을 반
  복한 뒤 호흡을 내쉬며 처음 자세로 돌아온다.

3

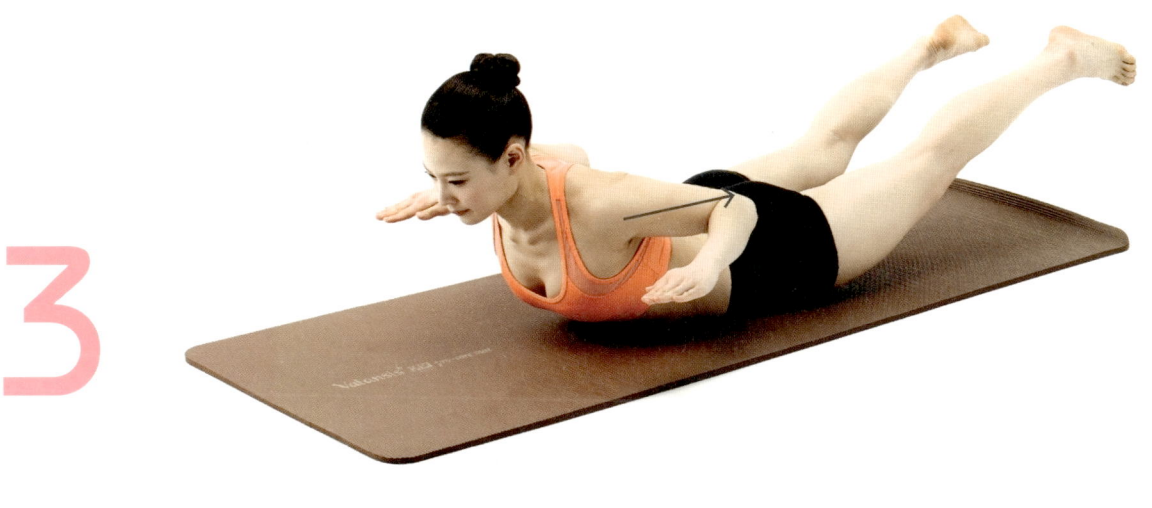

4

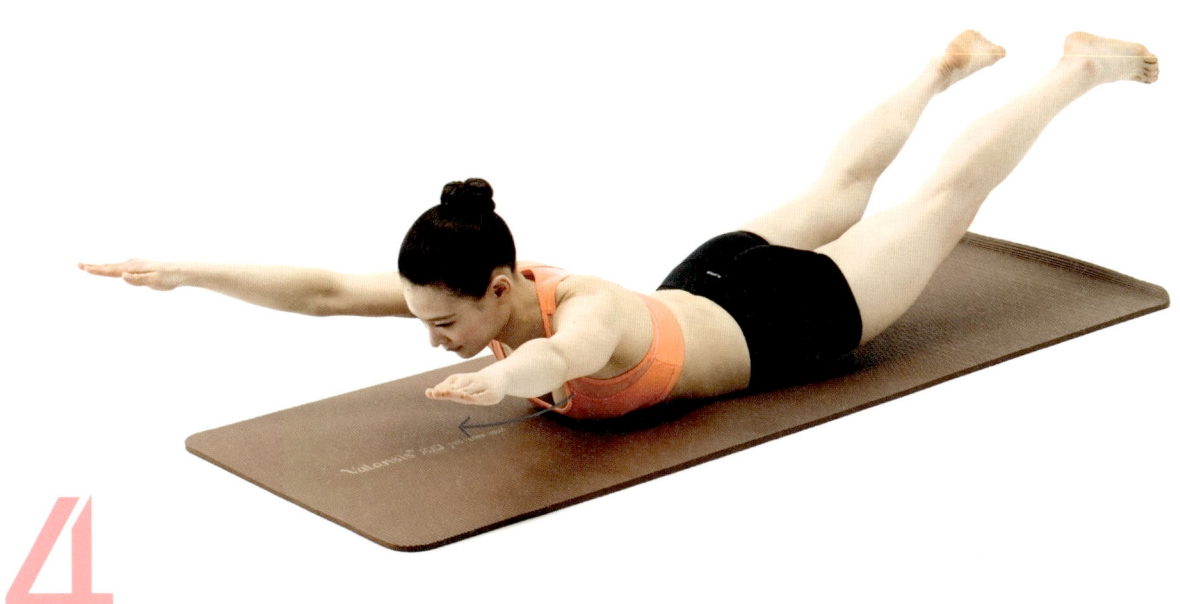

✓ CHECK POINT

허리에 통증이 있다면 다리를 내린 상태로 동작을 진행한다. 날개뼈에 힘을 줘 자연스럽게 앞뒤로 움직이고, 들어 올린 상체나 하체의 높이는 크게 신경 쓰지 말자.

D12 손끝 바라보기

1

2

3

1 바닥에 엎드려 눕는다. 양팔은 좌우로 펼치고, 양발은 골반 너비로 벌린다.

2 호흡을 들이마시며 상·하체를 동시에 천천히 들어 올린다.

3 호흡을 내쉬며 고개를 좌우로 돌려 양손 끝을 번갈아 바라본다.

✔ CHECK POINT

좌우로 고개를 돌릴 때 목 움직임의 범위가 같은지 확인한다. 무리하지 말고 목이 편안한 범위 내에서만 좌우로 움직인다.

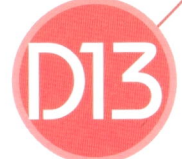

D13 자극 부위 ▶▶▶ 날개뼈 바깥, 허리, 엉덩이, 허벅지 뒤

자유형 발차기

1

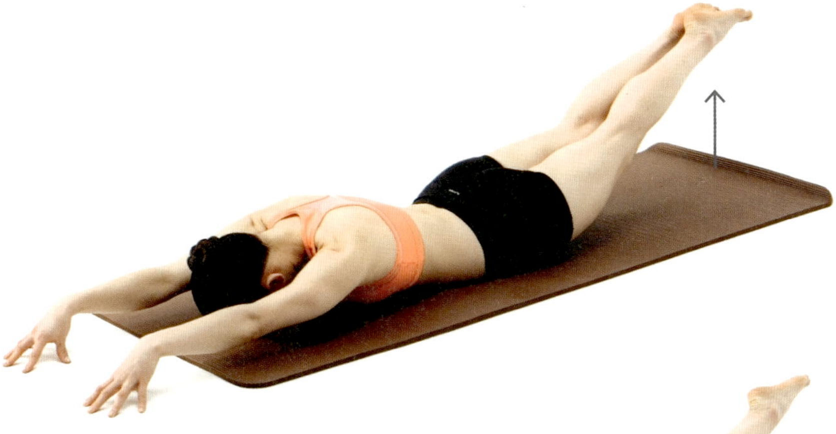

2

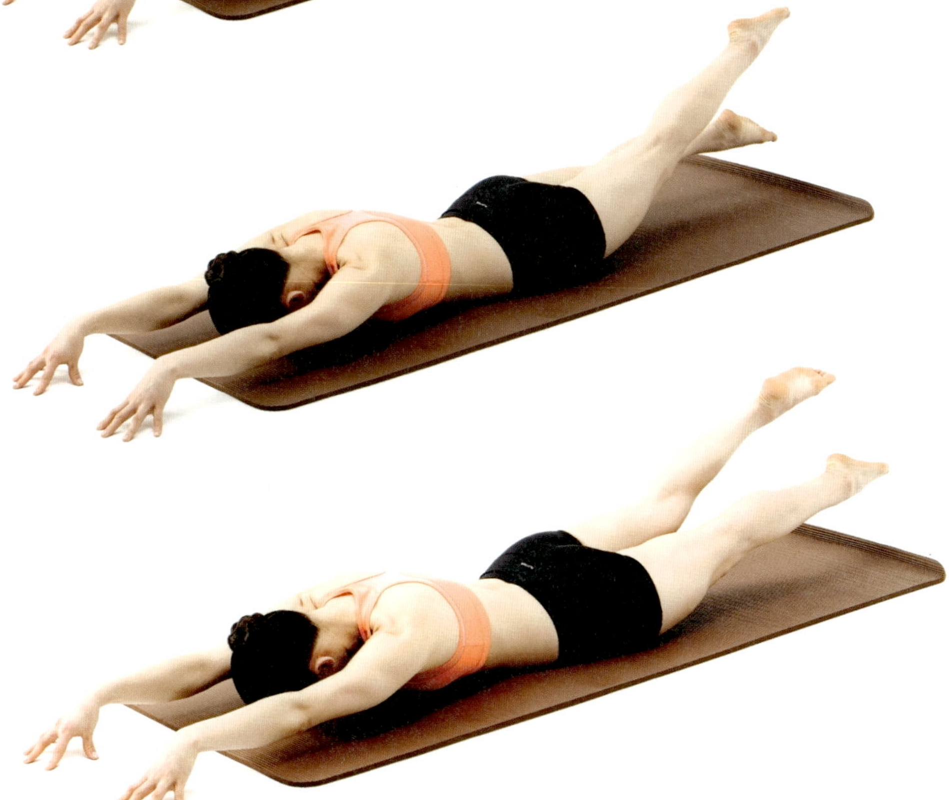

1 바닥에 엎드려 눕는다. 양팔을 위로 뻗고, 열손가락으로 바닥을 짚는다. 양발 끝을 모은 채로 다리를 들어 올린다. 이때 허벅지 앞쪽이 바닥에서 떨어질 때까지 드는 것이 좋은데, 힘들다면 가능한 선까지만 올린다.

2 발날이 서로 스치도록 아래위로 움직여 발차기를 한다. 발차기 4번이 1회다.

 CHECK POINT

이마가 바닥에 닿아 있어야 바닥에서 다리를 쉽게 띄울 수 있다. 자유형 발차기 동작을 할 때는 발목을 부드럽게 해 자연스럽게 움직이게 두고, 무릎은 펴서 허벅지 근육의 긴장을 유지한다.

PART

3

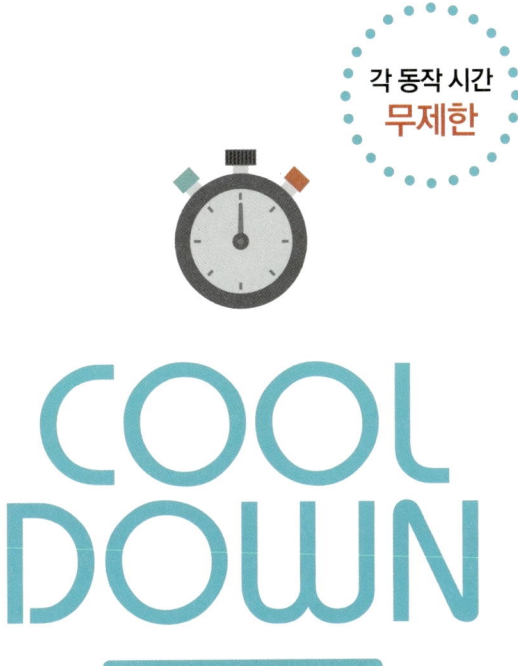

COOL DOWN

스트레칭

모든 운동의 마지막에 꼭 실시해야 할 단계로 전신의 근육을 이완시
키고 피로를 푸는 데 효과적인 동작들이다. 또한 유연성 강화와 몸의
밸런스를 유지하는 데도 도움을 준다. 각 동작의 시간은 기본 약 1분
으로 하되, 시간에 연연하지 말고 천천히, 그리고 충분히 몸의 곳곳
을 스트레치 하도록 하자.

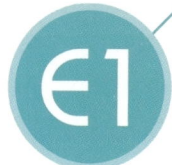

양손 포개 좌우 늘이기

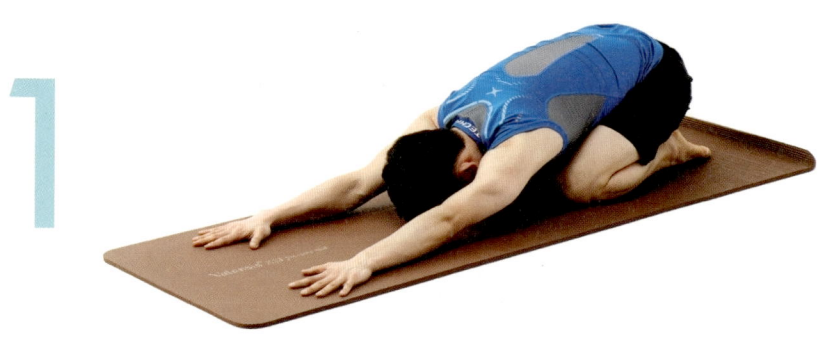

1 무릎을 꿇고 엎드린 뒤 양 손바닥을 바닥에
  밀착시켜 앞으로 길게 뻗는다.

2 한쪽 손등 위에 반대쪽 손을 얹고, 상체를
  뒤로 밀어 길게 늘인다. 반대쪽도 실시한다.

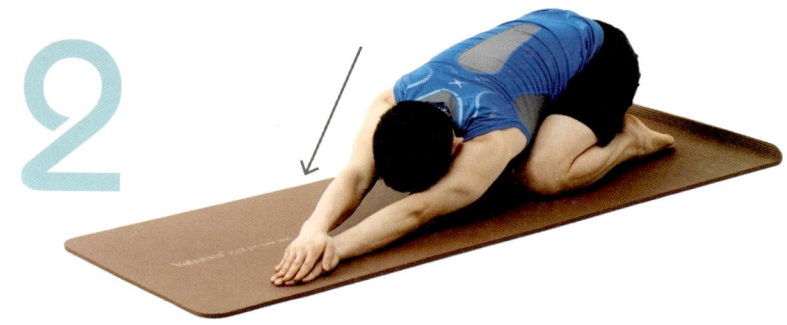

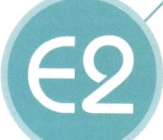

한발 딛고 팔꿈치 옆으로 당기기

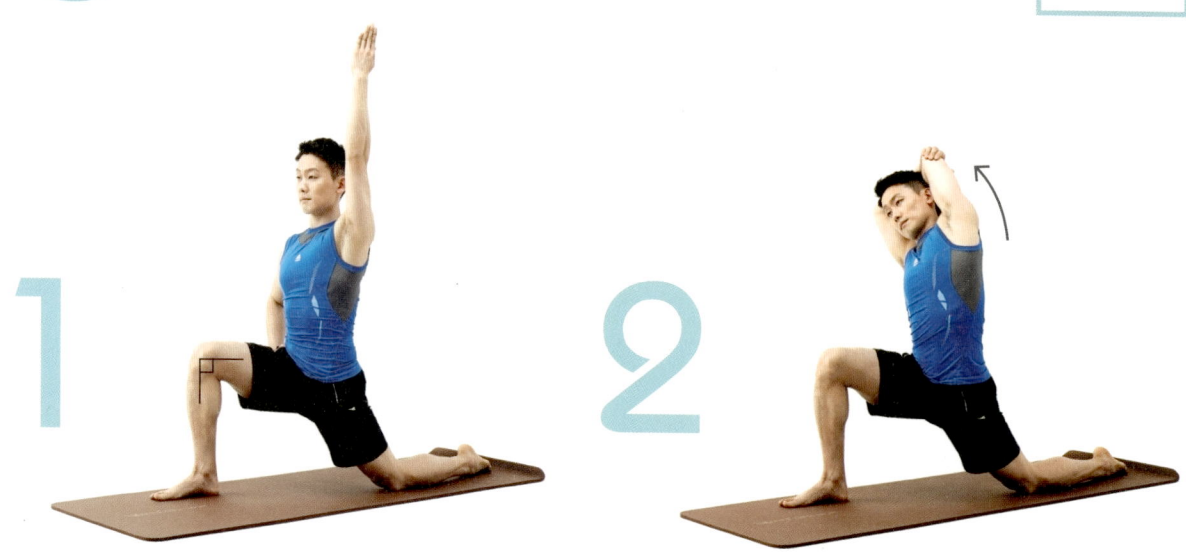

1 무릎을 꿇고, 오른발을 앞으로 당겨 바닥과 수직이 되게 한 뒤 왼팔을 위로 뻗는다.

2 오른손으로 왼쪽 팔꿈치를 잡고 당겨 왼쪽 옆구리가 늘어나게 한다. 반대쪽도 실시한다.

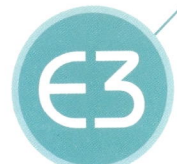

자극 부위 ▶▶▶ 어깨 뒤, 날개뼈

고양이등 만들어 좌우 이동

1

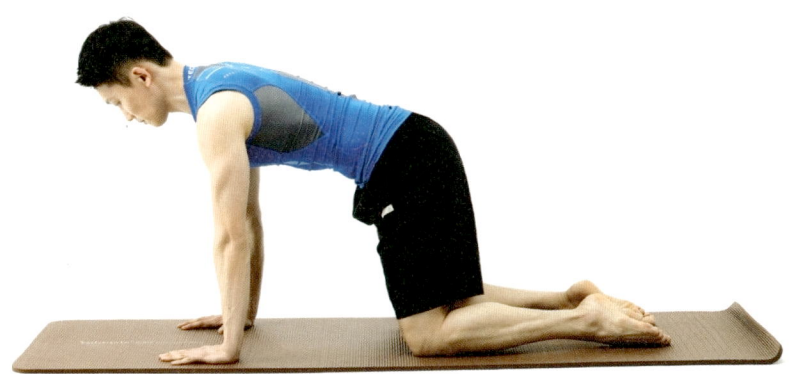

2

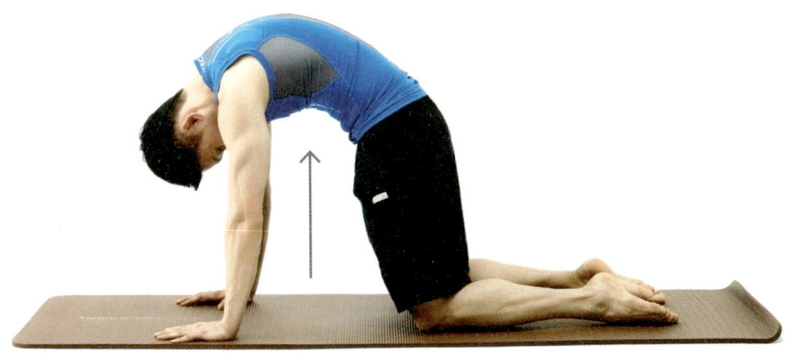

3

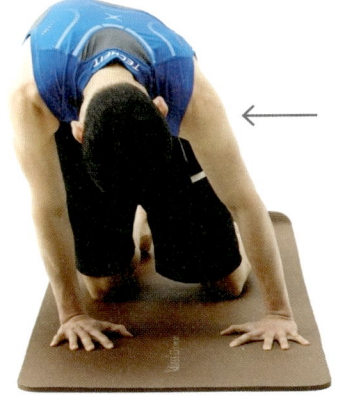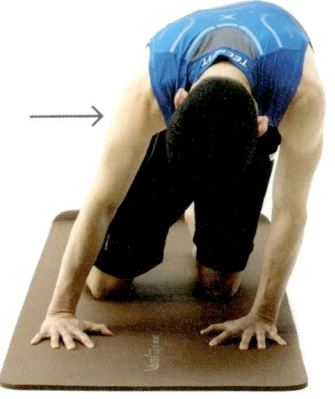

1 양손과 양 무릎을 바닥에 대고 엎드린다. 양손은 어깨 너비, 양 무릎
  은 골반 너비로 벌린다.

2 가슴 쪽으로 턱을 당기며, 등을 위로 들어 올려 상체를 둥글게 만다.
  시선은 배꼽이나 코끝을 향한다.

3 양손을 바닥에 둔 채로 오른쪽으로 어깨를 밀어낸다. 반대쪽도 실시
  한다.

✔ CHECK POINT

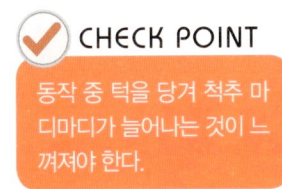

동작 중 턱을 당겨 척추 마
디마디가 늘어나는 것이 느
껴져야 한다.

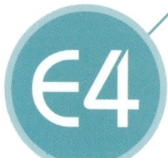

자극 부위 ▶▶▶ 어깨 뒤, 날개뼈, 엉덩이, 허벅지 바깥

한팔 가슴 아래로 밀어 넣어 상체 숙이기

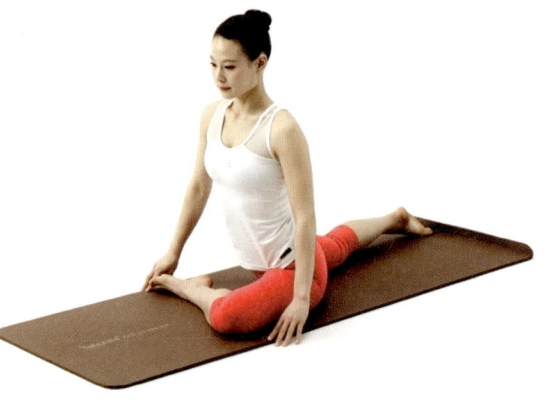

1 1 왼쪽 다리는 앞으로 구부려 앉고, 오른쪽 다리는 뒤로 길게 뻗는다.

2 상체를 앞으로 숙이면서 동시에 왼팔을 앞으로 길게 뻗고, 오른팔은 왼팔 밑으로 밀어 넣어 바닥에 밀착시킨다. 이때 시선은 오른손 끝을 바라본다. 반대쪽도 실시한다.

✔ **CHECK POINT**

앞쪽 다리의 엉덩이가 바닥에 먼저 닿고, 안으로 넣은 팔 뒤와 어깨 뒷부분이 바닥에 닿아야 한다.

2

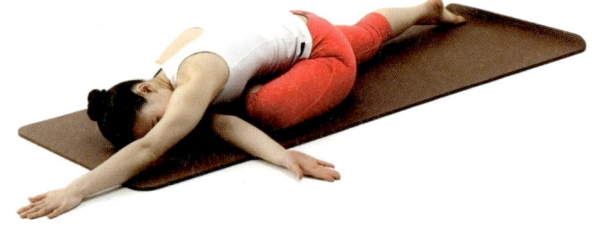

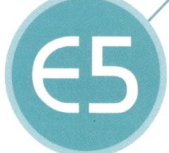

자극 부위 ▶▶▶ 팔, 엉덩이, 허벅지 뒤

한쪽 다리 포개 양팔 뻗기

1 양발은 붙이고, 양손은 자연스럽게 내려 둔 뒤 바른 자세로 선다.

2 오른발을 들어 왼쪽 허벅지 위에 포갠다. 정면에서 봤을 때 숫자 4가 만들어진다.

3 양손을 위로 뻗으며 동시에 엉덩이를 뒤로 밀어 낸다. 반대쪽도 실시한다.

✔ **CHECK POINT**

엉덩이를 뒤쪽 아래로 밀어 내 스쿼트 자세를 만들고, 발바닥 전체에 체중을 분배해 무릎에 통증이 없게 한다.

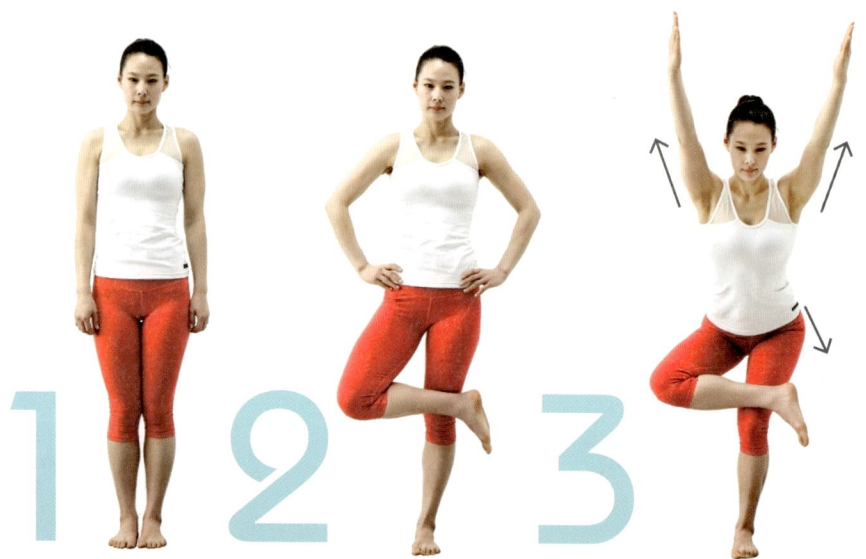

E6
자극 부위 ▶▶▶ 갈비뼈와 허리 사이, 날개뼈 바깥, 허벅지 바깥

다리 교차해 한팔 뻗기

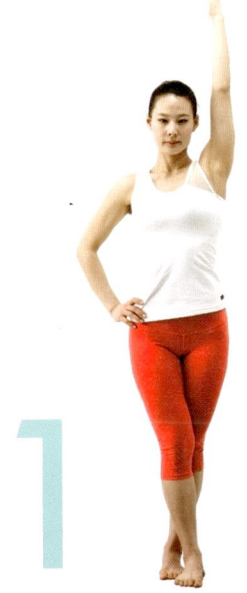
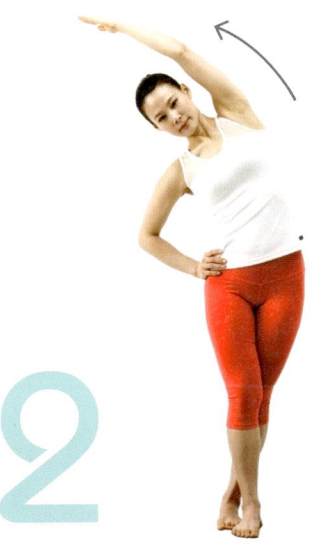
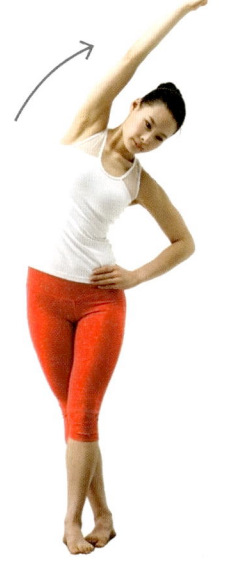

1 왼발을 오른발 뒤로 포개고, 동시에 왼팔을 위로 뻗는다.

2 뻗은 팔을 옆으로 기울여 왼쪽 옆구리를 쭉 늘인다. 반대쪽도 실시한다.

✓ CHECK POINT

다리를 포개고 몸을 기울일 때 균형에 주의하자.

E7
자극 부위 ▶▶▶ 어깨 뒤, 날개뼈 사이

양손 깍지 끼워 등 둥글게 말기

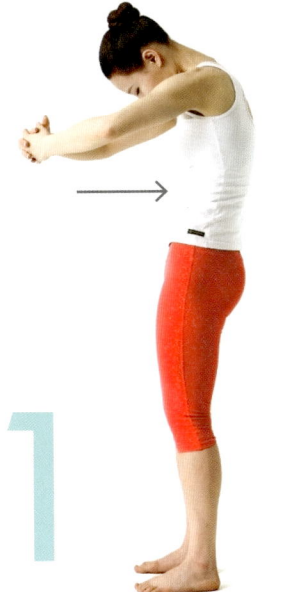
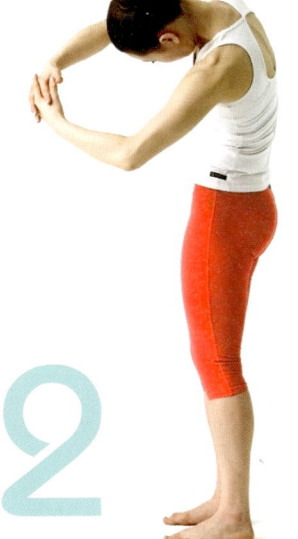
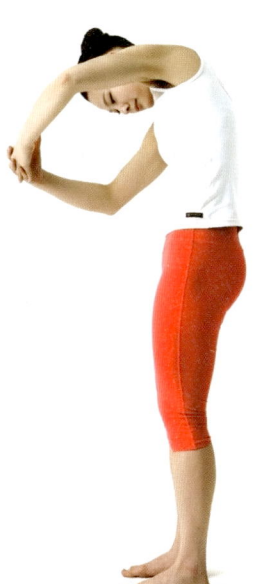

1 양발은 골반 너비로 벌리고, 양팔은 앞으로 뻗어 깍지를 끼운 뒤 팔꿈치를 구부리고, 배를 뒤로 밀어내 등을 둥글게 만든다.

2 좌우로 몸을 기울인다.

✓ CHECK POINT

깍지 끼운 손에 힘을 빼고 팔꿈치를 멀리 밀어낸다는 느낌으로 동작을 진행한다.

F

커플 스트레칭

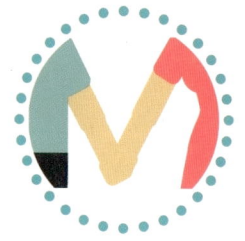

등 대고 앉아 상체 숙이기

1 서로 등을 댄 채 허리를 펴고, 발바닥을 붙이고 앉는다.

2 한 명이 먼저 상체를 앞으로 숙이고, 다른 한명은 등을 댄 채로 뒤로 편하게 기대어 눕는다. 반대쪽도 실시한다.

1

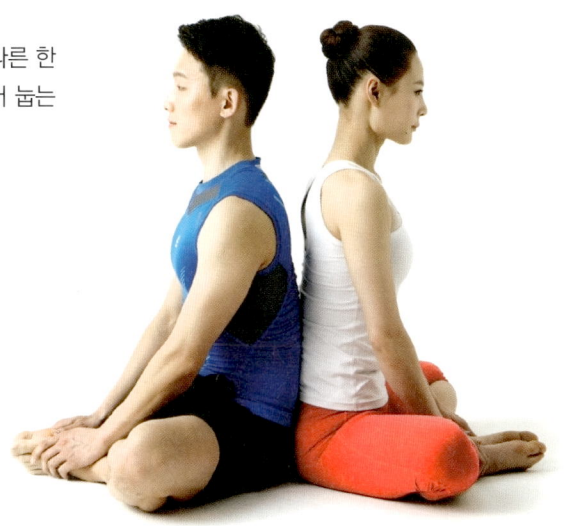

2

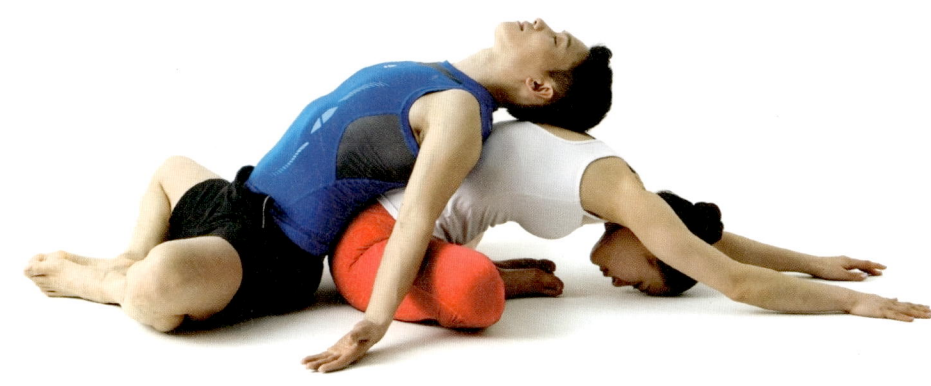

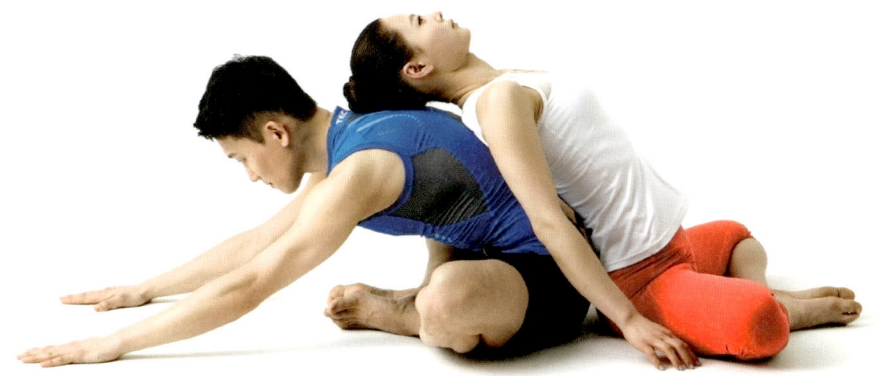

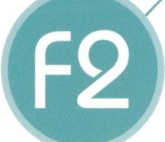

등 대고 앉아 몸통 비틀기

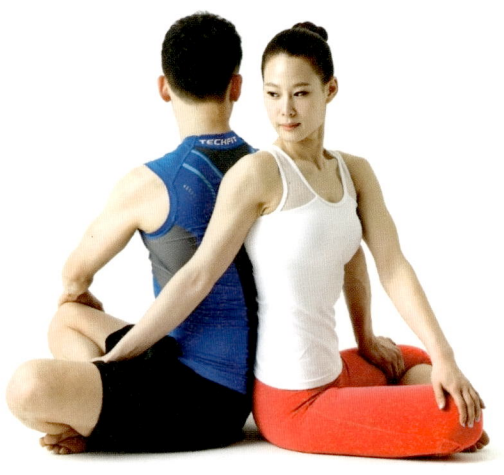
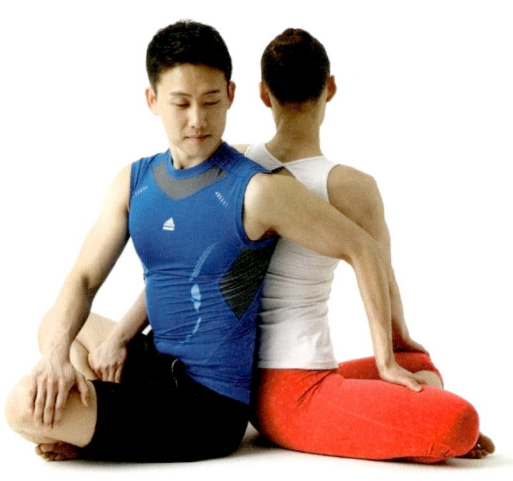

서로 등을 댄 채 허리를 펴고, 양반 다리로 앉는다. 몸통을 회전시킨다. 회전하는 방향에 가까운 파트너의 허벅지를 잡고 몸을 돌리면 더 좋다. 반대쪽도 실시한다.

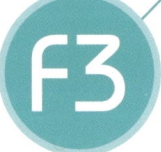

발 대고 서로 들어 올리기

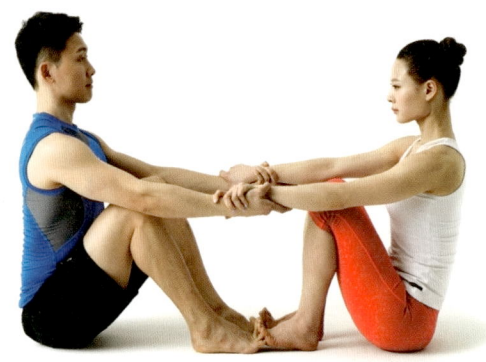

1 서로 마주 보고 앉아 상대방의 손목을 잡는다. 무릎은 세우고 발끼리 맞닿게 한다.
2 맞닿은 발을 한쪽씩 들어 올린다. 이때 허리는 펴고, 천천히 호흡하며 넘어지지 않도록 균형을 잡는다.

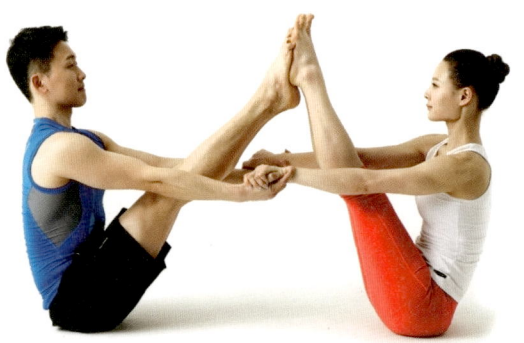

등 대고 서로 들어 올리기

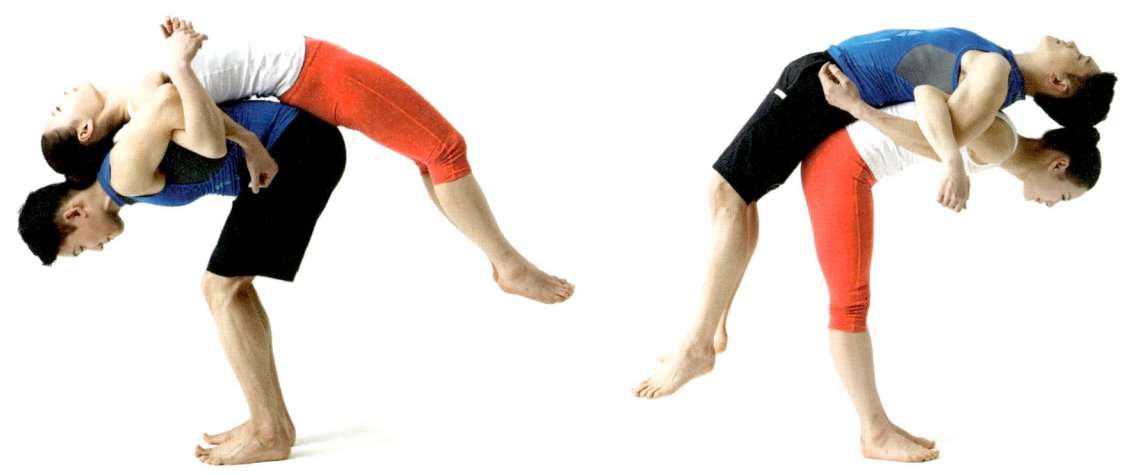

서로 등을 맞대고 선 뒤 양팔을 서로 감아 한 명이 먼저 상체를 앞으로 숙인다.
이때 엉덩이로 파트너의 허리 아치 부분을 받치며 천천히 들어 올린다. 반대쪽
도 실시한다.

손잡고 다리 들어 균형잡기

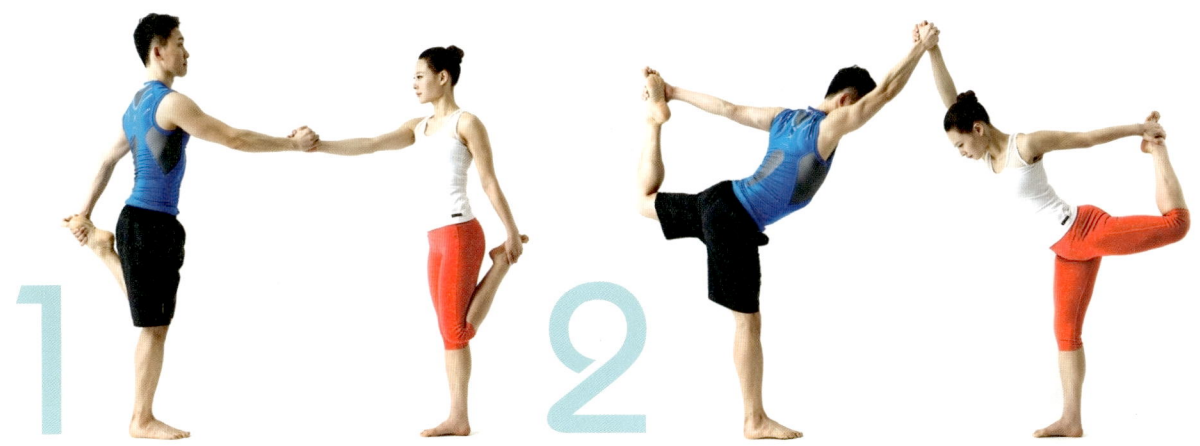

1 서로 마주 보고 서서 오른손을 맞잡고, 왼발은 뒤로 접어 왼손으로 발등 또는 발목을 잡는다.
2 왼손을 당겨 왼발을 끌어 당긴다. 동시에 몸을 앞으로 숙이고, 맞잡은 손은 위로 들어 올려 균형을 잡는다.
   반대쪽도 실시한다.

다리 벌리고 앉아 상체 숙이기

1 서로 마주 보고 앉아 다리를 좌우로 넓게 벌린다. 이때 한 명은 파트너의 발목 또는 종아리 쪽에 발바닥을 얹는다.
2 파트너의 팔을 천천히 잡아 당기며 몸을 뒤로 눕힌다. 반대쪽도 실시한다.

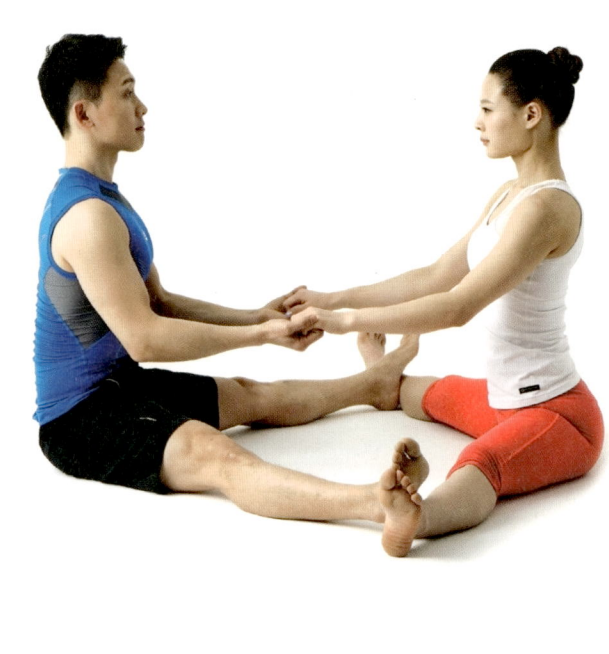

1

2

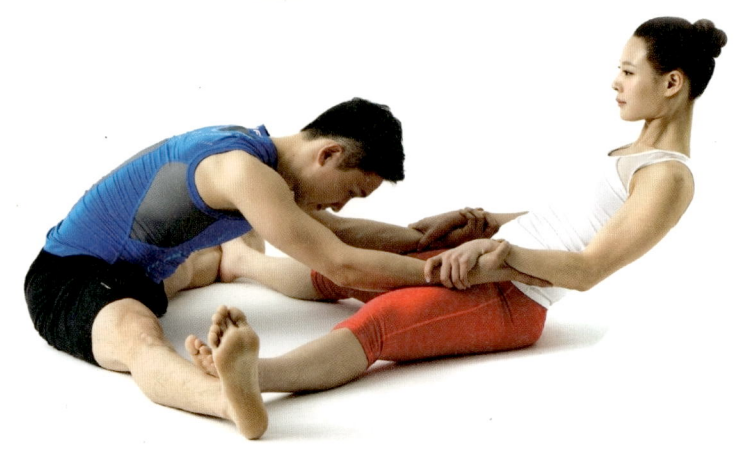

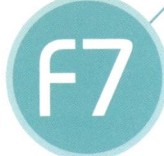 등 대고 앉아 상체 숙이기

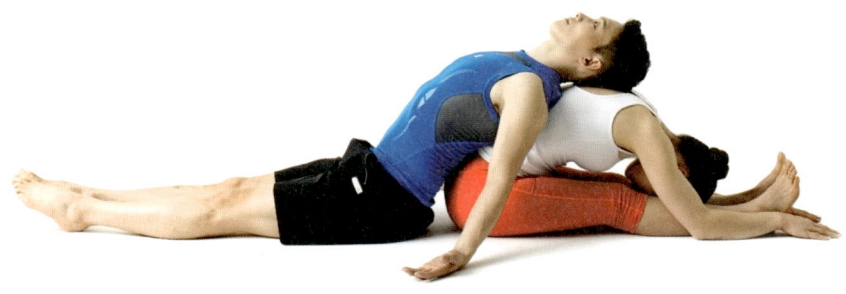

서로 등을 댄 채 앉아 다리는 앞으로 뻗고, 손은 편안하게 내려둔다. 한 명이 천천히 상체를 앞으로 숙인다. 이때 파트너는 부드럽게 뒤로 기댄다. 반대쪽도 실시한다.

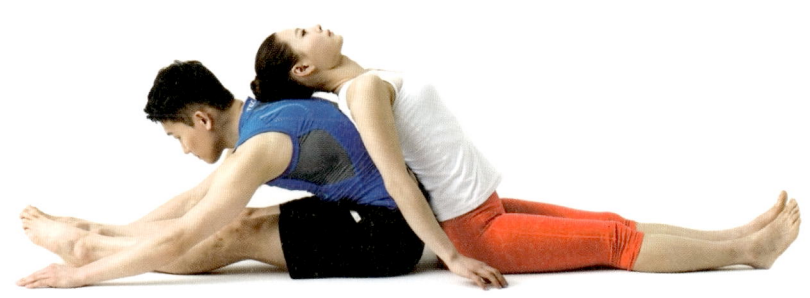

F8 누워서 몸통 비틀기

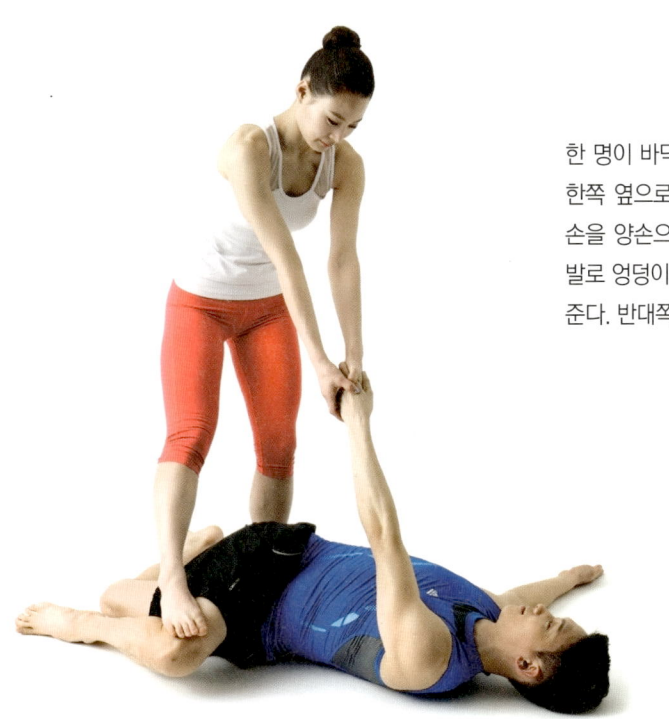

한 명이 바닥에 눕고, 양 무릎을 구부려 한쪽 옆으로 포개어 둔다. 파트너는 한 손을 양손으로 잡고 당기며, 동시에 한 발로 엉덩이 또는 허벅지를 지그시 눌러준다. 반대쪽도 실시한다.

ANYTIME ANYWHERE 15 MINUTES TO FIT

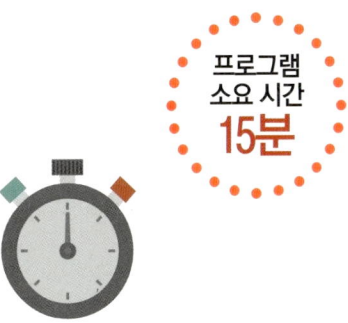

UPPER BODY 15 MIN PROGRAM

'상체를 부탁해' 15분 프로그램

상체 운동을 좀 더 효과적으로 할 수 있도록 탄탄하게 구성된 15분 프로그램! 앞서 소개한 각 부위 동작들 가운데 몇몇 동작들을 뽑아 짧은 시간에 최적의 다이어트 효과를 볼 수 있도록 구성하였다. 쉬는 시간 없이 연속되는 동작들이므로 숨이 차거나 힘이 든다면 동작의 속도를 늦춰 차분히 숨을 고른 뒤 나머지 동작을 진행하자. 동작은 주어진 시간 동안 실시하도록 하며, 시간이 지나면 몇 개 하지 못했더라도 다음 동작으로 넘어간다. 매일, 단 15분만 운동에 투자해 보자.

LET'S GET FIT!

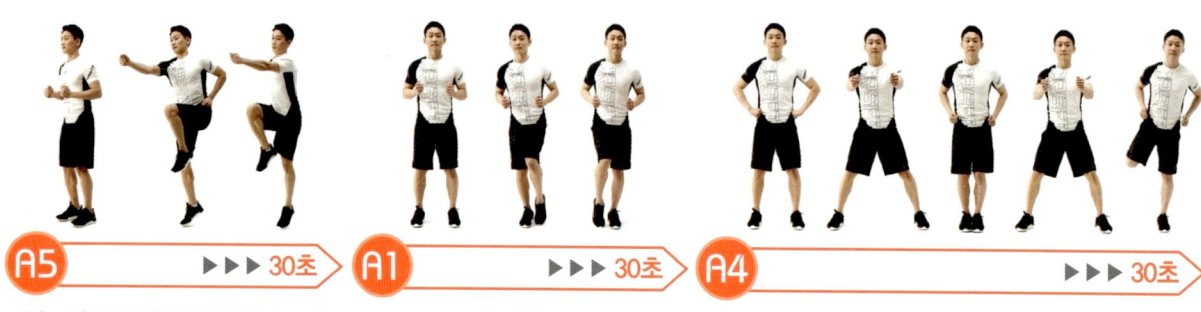

A5 ▶▶▶ 30초
팔 · 다리 들며 제자리 뛰기 p.19

A1 ▶▶▶ 30초
스텝 터치 p.16

A4 ▶▶▶ 30초
좌우로 걸으며 다리 뒤로 감기 p.18

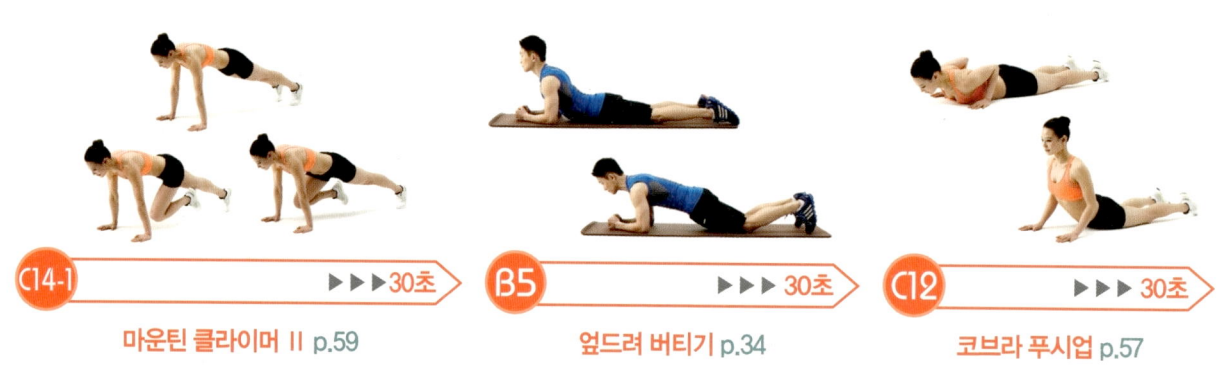

C14-1 ▶▶▶ 30초
마운틴 클라이머 Ⅱ p.59

B5 ▶▶▶ 30초
엎드려 버티기 p.34

C12 ▶▶▶ 30초
코브라 푸시업 p.57

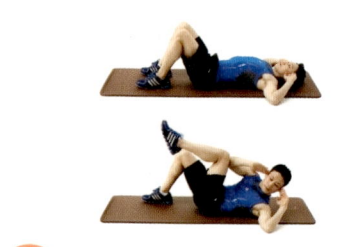
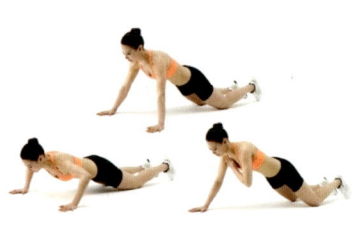

B2 ▶▶▶ 1분
몸통 비틀어 팔꿈치, 무릎 터치 p.30

C6 ▶▶▶ 30초
양손 뒤로 짚어 엉덩이 들고 버티기 p.48

C8 ▶▶▶ 1분
푸시업 어깨 터치 p.51

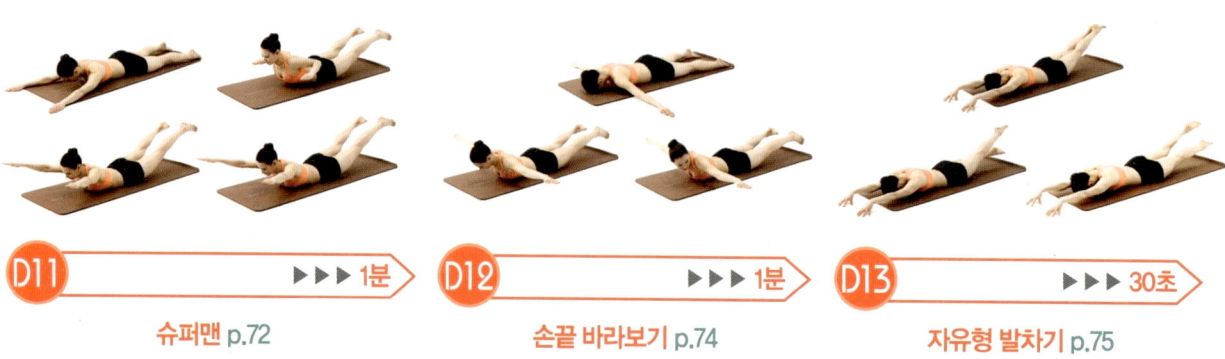

D11 ▶▶▶ 1분
슈퍼맨 p.72

D12 ▶▶▶ 1분
손끝 바라보기 p.74

D13 ▶▶▶ 30초
자유형 발차기 p.75

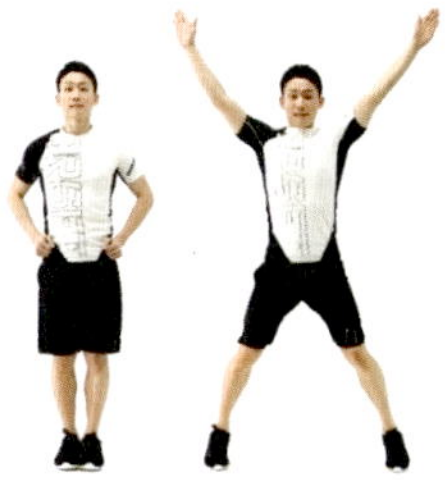

A7 ▶▶▶ 30초
점핑 잭 p.20

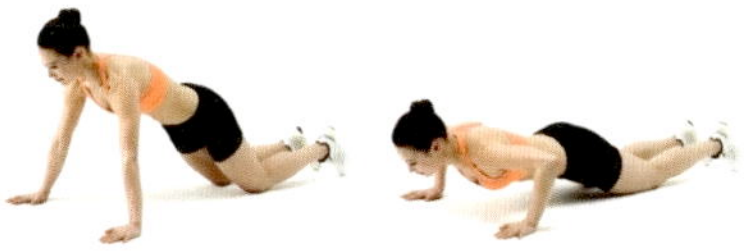

C7 ▶▶▶ 1분
푸시업 p.50

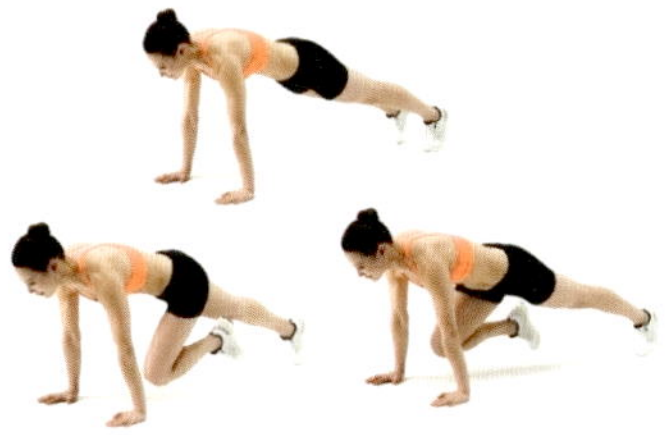

C14 ▶▶▶ 1분
마운틴 클라이머 p.59

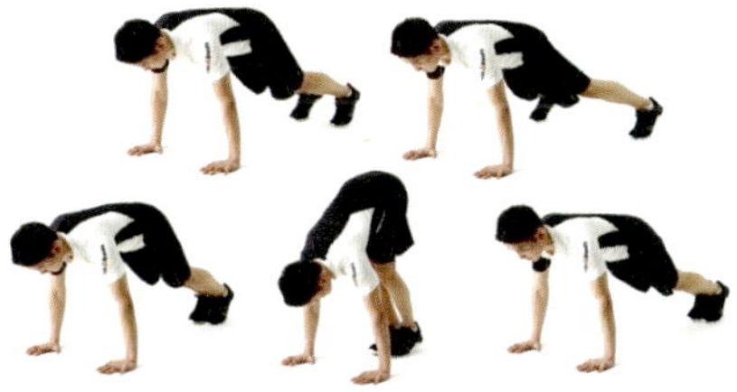

A8 ▶▶▶ 30초
엎드려 가위뛰기 p.21

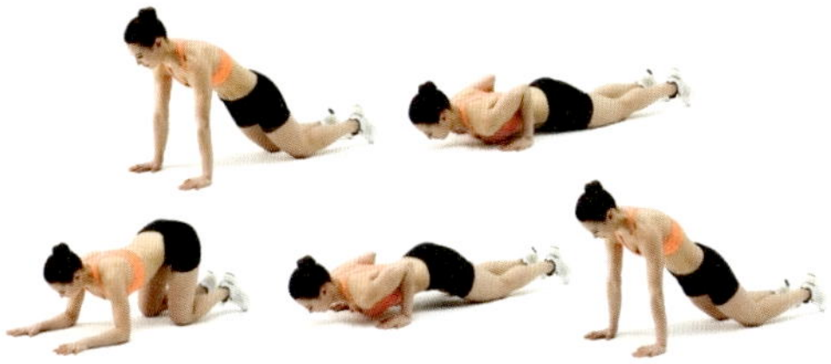

C9 ▶▶▶ 1분
T 푸시업 p.52

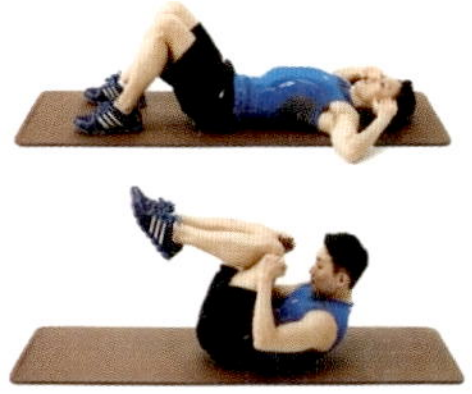

B1 ▶▶▶ 30초
몸 웅크리기 p.29

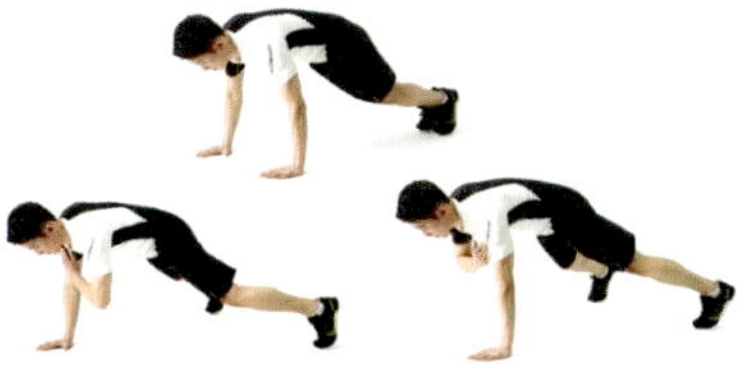

A14 ▶▶▶ 1분
엎드려 발끝 벌리며 어깨 터치 p.25

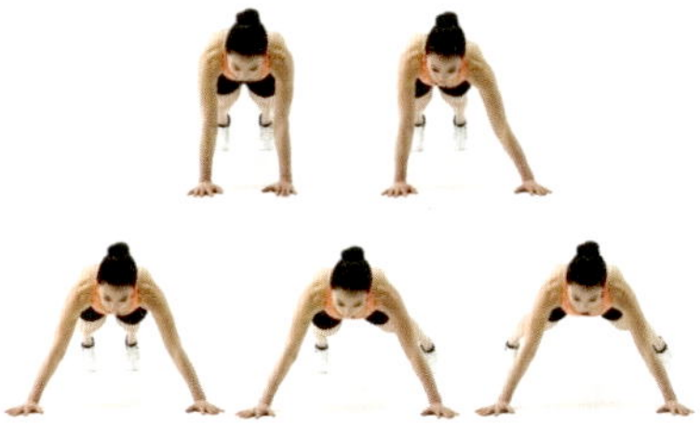

C13 ▶▶▶ 1분
엎드려 팔 · 다리 이동하기 p.58

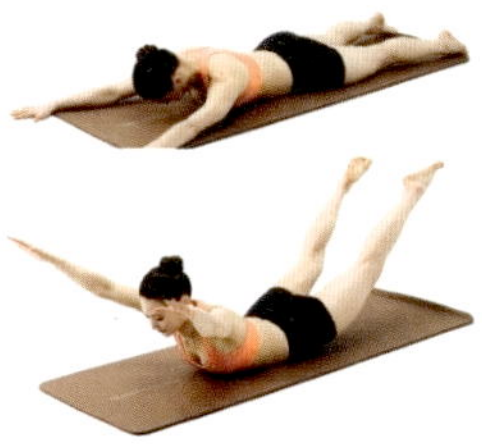

D8 ▶▶▶ 30초
상 · 하체 들어 올리기 p.69

상체 운동 마무리 스트레칭

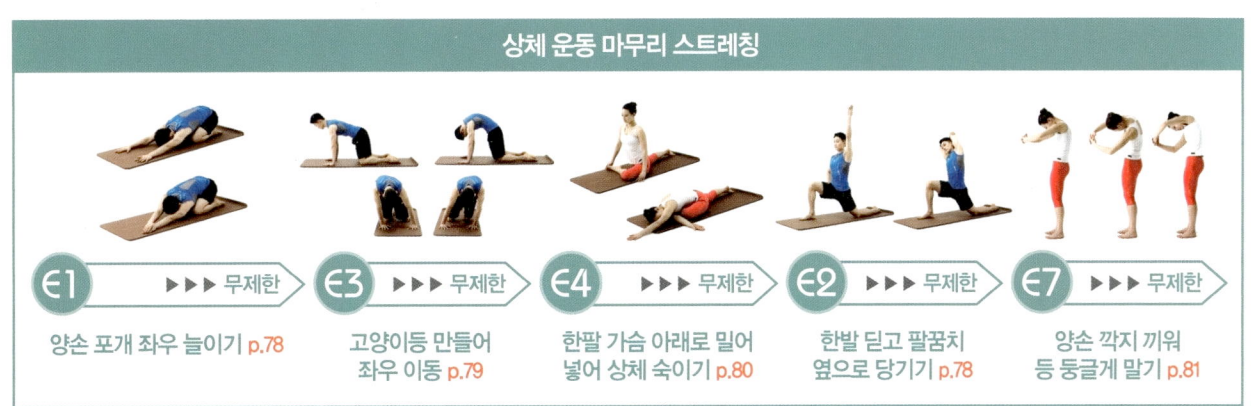

E1 ▶▶▶ 무제한
양손 포개 좌우 늘이기 p.78

E3 ▶▶▶ 무제한
고양이등 만들어 좌우 이동 p.79

E4 ▶▶▶ 무제한
한팔 가슴 아래로 밀어 넣어 상체 숙이기 p.80

E2 ▶▶▶ 무제한
한발 딛고 팔꿈치 옆으로 당기기 p.78

E7 ▶▶▶ 무제한
양손 깍지 끼워 등 둥글게 말기 p.81

상체를 부탁해

초판 1쇄 발행 2015년 6월 9일

지은이 김민선, 박진향
펴낸이 김영조
편집 김민정
마케팅 김종문
경영지원 정은진
외부스태프 디자인 ALL design group
　　　　　　촬영 이과용(일오스튜디오)
펴낸곳 싸이프레스
주소 서울시 마포구 어울마당로3길 5(합정동, 영광빌딩 201호)
전화 02-335-0385
팩스 02-335-0397
이메일 cypressbook@naver.com
홈페이지 www.cypressbook.co.kr
페이스북 www.facebook.com/cypressbook
블로그 blog.naver.com/cypressbook
인스타그램 @cypress_book
트위터 @cypressbook
출판등록 2009년 11월 3일 제2010-000105호

ISBN 978-89-97125-78-4 13690

이 도서의 국립중앙도서관 출판시도서목록(CIP)은
e-CIP홈페이지(http://www.nl.go.kr/cip.php)에서
이용하실 수 있습니다. (CIP 제어번호: 2015013887)